Das 30 Minuten Hashimoto's Meal-Prep für Anfänger

2500 Tage glutenfreie & sojafreie Rezepte für die Gesundheit der Schilddrüse

Von

Margaret Queen

Inhaltsverzeichnis

Willkommen auf Ihrer Hashimoto-Reise

Hallo und herzlich willkommen! Wenn Sie dies lesen, wurden Sie oder jemand, der Ihnen am Herzen liegt, mit Hashimoto-Thyreoiditis diagnostiziert. Vielleicht vermuten Sie auch nur, dass etwas mit Ihrer Schilddrüse nicht stimmt. In jedem Fall möchte ich Ihnen zuerst sagen: Sie sind nicht allein, und der Schritt, hier nach Antworten und Lösungen zu suchen, ist bereits ein großer Fortschritt.

Hashimoto kann zu Beginn überwältigend erscheinen, und ich möchte nichts beschönigen. Vielleicht fragen Sie sich: „Warum passiert mir das?" oder „Werde ich mich jemals wieder normal fühlen?" Diese Fragen sind völlig berechtigt, und glauben Sie mir, Sie sind nicht die Erste, die sie stellt. Die gute Nachricht ist, dass Sie viel tun können, um sich besser zu fühlen – angefangen mit dem, was Sie essen. Ihre Ernährung spielt eine entscheidende Rolle bei der Linderung der Symptome, und genau darum geht es in diesem Kochbuch: köstliche, einfache und gesunde Mahlzeiten, die Ihre Schilddrüse und Ihre allgemeine Gesundheit unterstützen.

Wir gehen diese Reise gemeinsam an. Sie werden lernen, was Hashimoto ist, wie es Ihren Körper beeinflusst und – was noch wichtiger ist – wie Sie durch einfache, alltägliche Änderungen wie eine gluten- und sojafreie Ernährung wieder Kontrolle gewinnen können.

Bevor wir jedoch zu den Rezepten kommen (und glauben Sie mir, sie sind es wert), werfen wir einen Blick darauf, was Hashimoto-Thyreoiditis eigentlich ist und warum Ihre Ernährung so wichtig für Ihre Schilddrüsengesundheit ist. Sind Sie bereit? Los geht's!

Was ist Hashimoto-Thyreoiditis?

Hashimoto-Thyreoiditis lässt sich am besten als ein überaktives Immunsystem beschreiben. Normalerweise schützt Ihr Immunsystem Sie vor schädlichen Eindringlingen wie Viren und Bakterien. Bei Hashimoto jedoch ist Ihr Immunsystem verwirrt und greift stattdessen Ihre Schilddrüse an – eine kleine, schmetterlingsförmige Drüse an der Basis Ihres Halses. Nicht besonders nett, oder?

Die Schilddrüse produziert Hormone, die viele Funktionen Ihres Körpers regulieren, wie Ihren Stoffwechsel, Ihre Körpertemperatur und sogar Ihre Stimmung. Wenn Ihre Schilddrüse angegriffen wird, gerät alles ein wenig durcheinander. Mit der Zeit kann dies zu einem Mangel an Schilddrüsenhormonen führen, was als Hypothyreose bekannt ist. Deshalb fühlen Sie sich vielleicht müde, frieren leicht oder sind schlecht gelaunt, wenn Ihre Schilddrüse nicht richtig funktioniert.

Stellen Sie sich Ihre Schilddrüse wie den Thermostat Ihres Körpers vor. Hashimoto ist wie jemand, der heimlich die Einstellungen ändert. Manchmal ist es zu niedrig, manchmal zu hoch, und es erfordert viel Mühe, alles wieder ins Gleichgewicht zu bringen. Deshalb ist es so wichtig, die Krankheit zu verstehen. Je mehr Sie wissen, desto besser können Sie sie managen.

Warum genau Sie betroffen sind, bleibt oft unklar. Wahrscheinlich spielen genetische und umweltbedingte Faktoren eine Rolle. Stress, Infektionen oder sogar ein Überschuss an Jod können das Immunsystem dazu bringen, die Schilddrüse anzugreifen. Interessanterweise tritt Hashimoto häufiger bei Frauen als bei Männern auf, besonders zwischen 30 und 50 Jahren.

Symptome und Diagnose von Hashimoto

Wenn Sie mit Hashimoto diagnostiziert wurden, haben Sie möglicherweise schon eine Achterbahnfahrt der Symptome hinter sich: Müdigkeit, Gewichtszunahme oder Kälteempfindlichkeit, während andere sich wohlfühlen – kommt Ihnen das bekannt vor?

Hashimoto ist tückisch, weil die Symptome oft langsam auftreten und leicht mit anderen Problemen wie Stress oder dem Alter verwechselt werden können. Typische Symptome sind:

- Permanente Müdigkeit
- Gewichtszunahme oder Schwierigkeiten beim Abnehmen
- Kälteempfindlichkeit

- Haarausfall
- Trockene Haut
- Depression oder Stimmungsschwankungen

Eine Diagnose erfolgt durch Bluttests, die den Hormonspiegel und Antikörper messen. Dies mag anstrengend erscheinen, ist jedoch der erste Schritt, um sich besser zu fühlen.

Die Rolle der Ernährung

Warum ist Ernährung so wichtig? Hashimoto verursacht Entzündungen, und bestimmte Lebensmittel können diese verstärken oder verringern. Ziel ist es, Ihren Körper mit entzündungshemmenden, nährstoffreichen Lebensmitteln zu versorgen.

Ein glutenfreier Ansatz kann helfen, da Gluten Entzündungen verstärken kann. Ebenso ist es sinnvoll, Soja zu vermeiden, da es die Schilddrüsenfunktion beeinträchtigen kann.

Der Schlüssel liegt in einer Ernährung mit viel Gemüse, magerem Protein und gesunden Fetten. Dieses Buch bietet Ihnen einfache, köstliche Rezepte, die Ihnen helfen, Ihre Gesundheit zu fördern.

Durch die Kontrolle Ihrer Ernährung kontrollieren Sie Ihre Gesundheit – ein wichtiger Schritt, auf den Sie stolz sein können. Dieses Kochbuch ist Ihr Leitfaden für Hashimoto-freundliche Mahlzeiten, die lecker und nahrhaft sind. Bereit? Los geht's!

Kapitel 1: Was ist Hashimoto-Thyreoiditis?

Übersicht über die Hashimoto-Thyreoiditis

Tauchen wir direkt ein: Hashimoto-Thyreoiditis ist eine Autoimmunerkrankung, die Ihre Schilddrüse betrifft. Falls Sie noch nicht mit Ihrer Schilddrüse vertraut sind: Sie ist diese kleine Drüse in Ihrem Hals, die für viele wichtige Funktionen in Ihrem Körper verantwortlich ist, wie die Regulierung Ihres Stoffwechsels, Ihrer Herzfrequenz und sogar Ihrer Stimmung. Stellen Sie sie sich als das Kontrollzentrum vor, das Ihren Körper reibungslos am Laufen hält. Bei Hashimoto beginnt Ihr Immunsystem – das Sie eigentlich schützen soll – Ihre Schilddrüse anzugreifen, da es sie fälschlicherweise für einen Eindringling hält. Hier beginnt das Problem.

Jetzt denken Sie vielleicht: „Warum macht mein Immunsystem das?" Gute Frage! Autoimmunerkrankungen sind komplex. Bei Hashimoto betrachtet das Immunsystem die Schilddrüse fälschlicherweise als Bedrohung und sendet Antikörper aus, um sie anzugreifen. Mit der Zeit kann dies zu Entzündungen in der Schilddrüse führen, wodurch sie weniger effektiv bei der Produktion der Hormone wird, die Ihr Körper benötigt. Das führt zu einer Unterfunktion der Schilddrüse (Hypothyreose), was bedeutet, dass Ihre Schilddrüse nicht genügend Hormone produziert, um Ihren Körper im Gleichgewicht zu halten.

Sie fragen sich vielleicht: „Wenn Hashimoto meine Schilddrüse angreift, warum fühle ich mich dann nicht sofort krank?" Das liegt daran, dass Hashimoto oft langsam fortschreitet. Der Schaden entsteht über einen längeren Zeitraum, und die Symptome können allmählich auftreten. Viele Menschen bemerken nicht einmal, dass sie Hashimoto haben, bis ihre Schilddrüsenfunktion so stark beeinträchtigt ist, dass dies in Bluttests sichtbar wird. Es ist nicht ungewöhnlich, dass Menschen jahrelang ohne Diagnose leben, während sie sich zunehmend müde fühlen, an Gewicht zunehmen und mit anderen Symptomen zu kämpfen haben, die zunächst nicht zusammenhängend erscheinen – bis schließlich die Zusammenhänge klar werden.

Es ist wichtig zu wissen, dass Hashimoto eine der häufigsten Ursachen für eine Unterfunktion der Schilddrüse ist, insbesondere bei Frauen. Tatsächlich ist das Risiko, Hashimoto zu entwickeln, bei Frauen bis zu zehnmal höher als bei Männern, insbesondere in den mittleren Lebensjahren. Aber obwohl es häufig vorkommt, sollte Hashimoto nicht auf die leichte Schulter genommen werden. Unbehandelt kann es zu einer Vielzahl von Gesundheitsproblemen führen, von Müdigkeit und Gewichtszunahme bis hin zu ernsteren Komplikationen wie Herz-Kreislauf-Erkrankungen.

Aber hier ist die gute Nachricht: Obwohl Hashimoto eine lebenslange Erkrankung ist, ist es kein lebenslanges Urteil. Sie können es mit der richtigen Kombination aus medizinischer Betreuung, Änderungen des Lebensstils und – hier kommt Ihr Kochbuch ins Spiel – der richtigen Ernährung in den Griff bekommen. Zu verstehen, was Hashimoto ist und wie es Ihren Körper beeinflusst, ist der erste Schritt, um die Kontrolle über Ihre Gesundheit zu übernehmen. Schauen wir uns nun an, was Hashimoto verursacht und welche Auslöser es verschlimmern können.

Ursachen und Auslöser von Hashimoto

Was verursacht also die Hashimoto-Thyreoiditis? Die Wahrheit ist, dass dies nicht vollständig geklärt ist. Wie bei vielen Autoimmunerkrankungen wird angenommen, dass Hashimoto das Ergebnis einer Kombination aus genetischen und umweltbedingten Faktoren ist. Mit anderen Worten: Manche Menschen entwickeln Hashimoto aufgrund ihrer Gene, aber es ist in der Regel ein Umweltfaktor, der das Immunsystem dazu bringt, die Schilddrüse anzugreifen.

Lassen Sie uns das etwas aufschlüsseln. Zunächst gibt es den genetischen Faktor. Wenn jemand in Ihrer Familie eine Autoimmunerkrankung hat – sei es Hashimoto, rheumatoide Arthritis, Zöliakie oder etwas anderes – haben Sie ebenfalls ein höheres Risiko, eine solche zu entwickeln. Hashimoto tritt oft familiär gehäuft auf, und wenn ein Verwandter Schilddrüsenprobleme hat, steigt Ihr Risiko. Aber nur weil Sie die

Gene für Hashimoto haben, bedeutet das nicht, dass Sie es zwangsläufig bekommen. Es braucht etwas, das den "Schalter umlegt".

Und hier kommen die umweltbedingten Auslöser ins Spiel. Diese können von Person zu Person unterschiedlich sein, aber einige der häufigsten Auslöser sind:

- **Stress:** Chronischer Stress ist ein großer Faktor. Er schwächt das Immunsystem und kann Autoimmunerkrankungen wie Hashimoto auslösen. Haben Sie bemerkt, dass Sie sich in besonders stressigen Zeiten oft ausgelaugt oder krank fühlen? Das ist Ihr Immunsystem, das Schwierigkeiten hat, mitzuhalten.
- **Infektionen:** Bestimmte virale oder bakterielle Infektionen wurden mit Hashimoto in Verbindung gebracht. Infektionen können das Immunsystem verwirren und dazu führen, dass es fälschlicherweise gesundes Gewebe wie die Schilddrüse angreift.
- **Hormonelle Veränderungen:** Frauen entwickeln häufiger Hashimoto, und es tritt oft in Zeiten hormoneller Veränderungen auf, wie Schwangerschaft, Wechseljahre oder nach der Geburt. Das liegt daran, dass Hormone eine große Rolle für die Funktion des Immunsystems spielen.
- **Ernährung:** Auch das, was Sie essen, kann eine Rolle spielen. Gluten, Soja und Milchprodukte gelten oft als entzündungsfördernd bei Menschen mit Autoimmunerkrankungen. Einige Betroffene berichten, dass der Verzicht auf diese Lebensmittel ihre Symptome lindert, weshalb in diesem Kochbuch der Fokus auf gluten- und sojafreier Ernährung liegt.
- **Jod:** Interessanterweise kann zu viel Jod bei einigen Menschen Hashimoto auslösen. Jod ist essentiell für die Schilddrüsenfunktion, aber in übermäßigen Mengen kann es die Schilddrüse tatsächlich schädigen, insbesondere wenn Sie bereits anfällig für Schilddrüsenerkrankungen sind.
- **Leaky Gut (durchlässiger Darm):** Es gibt auch immer mehr Forschung, die eine Verbindung zwischen der Darmgesundheit und Autoimmunerkrankungen herstellt. Die Theorie besagt, dass, wenn die Darmwand geschwächt ist (eine sogenannte Darmpermeabilität), Toxine und teilweise unverdautes Essen in den Blutkreislauf gelangen und eine Immunreaktion auslösen können, die möglicherweise zu Hashimoto führt.

Das Wichtigste, was man hier beachten muss, ist, dass die Auslöser von Person zu Person sehr unterschiedlich sein können. Was bei einer Person Hashimoto auslöst, muss bei einer anderen Person kein Problem sein. Deshalb erfordert das Management von Hashimoto oft ein wenig Experimentieren, um herauszufinden, was für Ihren Körper am besten funktioniert.

Das führt uns zu einem wichtigen Punkt: Während wir unsere Gene nicht ändern können, können wir einige unserer Umweltfaktoren kontrollieren. Deshalb sind der Fokus auf Ihre Ernährung, die Reduzierung von Stress und die Pflege Ihrer allgemeinen Gesundheit so wirkungsvolle Werkzeuge im Umgang mit Hashimoto. Werfen wir nun einen genaueren Blick darauf, wie Hashimoto Ihren Körper beeinflusst.

Wie Hashimoto den Körper und die Schilddrüse beeinflusst

Sie haben wahrscheinlich schon gehört, dass die Schilddrüse so etwas wie der Motor Ihres Körpers ist. Sie sorgt dafür, dass alles reibungslos läuft – Ihr Stoffwechsel, Ihre Energielevels und sogar Ihre Stimmung. Aber was passiert, wenn Hashimoto ins Spiel kommt und anfängt, diesen Motor durcheinanderzubringen? Wenn Ihr Immunsystem die Schilddrüse angreift, führt dies zu Entzündungen. Mit der Zeit können diese Entzündungen das Schilddrüsengewebe schädigen, wodurch die Schilddrüse weniger in der Lage ist, Hormone zu produzieren. Diese Hormone (hauptsächlich T3 und T4) sind dafür verantwortlich, Ihren Stoffwechsel zu regulieren – also wie Ihr Körper Nahrung in Energie umwandelt. Wenn Ihre Schilddrüse nicht genügend von diesen Hormonen produziert, kommt es zu einer Hypothyreose, was bedeutet, dass Ihr Stoffwechsel langsamer wird.

Stellen Sie es sich so vor: Ihre Schilddrüse ist wie ein Kraftwerk, das Energie für Ihren Körper liefert. Hashimoto ist wie ein Arbeiterstreik im Kraftwerk – die Produktion wird gedrosselt, und plötzlich gibt es nicht mehr genug Energie, um alles zu versorgen. Sie fühlen sich müde, träge, und Ihr Körper funktioniert einfach nicht so, wie er sollte. Deshalb ist Müdigkeit eines der häufigsten Symptome von Hashimoto.

Doch damit hört es nicht auf. Wenn Ihre Schilddrüse langsamer arbeitet, kann dies eine Kettenreaktion im gesamten Körper auslösen. Sie könnten an Gewicht zunehmen, selbst wenn Sie genauso essen wie zuvor. Sie könnten sich kälter fühlen als andere, weil Ihr inneres Thermostat nicht mehr richtig funktioniert. Ihre Haut könnte trocken werden, Ihre Haare dünner, und Sie könnten sogar Stimmungsschwankungen oder Depressionen erleben, da Schilddrüsenhormone auch die Gehirnfunktion beeinflussen.

Eine Sache, die bei Hashimoto besonders frustrierend sein kann, ist, dass die Symptome oft mit anderen Erkrankungen überlappen, was es leicht macht, sie zu übersehen. Wenn Sie beispielsweise ständig müde sind, könnten Sie annehmen, dass es an Stress oder zu wenig Schlaf liegt. Wenn Sie an Gewicht zunehmen, denken Sie vielleicht, es liegt an Ihrer Ernährung und nicht an einem zugrunde liegenden Schilddrüsenproblem. Aus diesem Grund bleiben viele Menschen jahrelang ohne Diagnose.

Unbehandelt kann Hashimoto mit der Zeit dazu führen, dass die Schilddrüse sich vergrößert – eine Erkrankung, die als Kropf bekannt ist. Das liegt daran, dass die Schilddrüse Überstunden macht, um genügend Hormone zu produzieren, obwohl sie angegriffen wird. In einigen Fällen können Menschen mit Hashimoto Phasen von Hyperthyreose (zu viele Schilddrüsenhormone) erleben, gefolgt von Hypothyreose (zu wenige Hormone). Dieses Hin und Her kann es noch schwieriger machen, die Symptome zu bewältigen.

Die gute Nachricht? Mit der richtigen Behandlung und Änderungen im Lebensstil – wie denjenigen, die Sie in diesem Buch kennenlernen werden – können viele Menschen mit Hashimoto ihre Symptome in den Griff bekommen und ein gesundes, aktives Leben führen. Es geht darum, Ihre Schilddrüse zu unterstützen und die Entzündung zu reduzieren, die den Schaden verursacht. Und genau hier kommt die Kraft der Ernährung ins Spiel.

Häufige Missverständnisse über Hashimoto

Lassen Sie uns ein paar Mythen und Missverständnisse über Hashimoto aufklären, da es in diesem Bereich viele Verwirrungen gibt. Wenn Sie gerade erst diagnostiziert wurden oder schon länger mit Hashimoto leben, haben Sie wahrscheinlich einige dieser Mythen schon gehört. Bringen wir die Dinge ins rechte Licht!

Mythos #1: Hashimoto betrifft nur die Schilddrüse.

Das ist eines der größten Missverständnisse. Ja, Hashimoto betrifft direkt die Schilddrüse, aber da Ihre Schilddrüsenhormone viele Systeme in Ihrem Körper regulieren, reichen die Auswirkungen weit über Ihren Hals hinaus. Ihr Stoffwechsel, Ihre Energielevels, Ihre Verdauung, Ihre Haut, Ihre Haare und Ihre Stimmung – all das ist mit Ihrer Schilddrüse verbunden. Deshalb kann Hashimoto so weitreichende Auswirkungen haben.

Mythos #2: Sie können essen, was Sie wollen, solange Sie Medikamente einnehmen.

Obwohl Medikamente (in der Regel synthetische Schilddrüsenhormone) oft notwendig sind, um Hashimoto zu behandeln, sind sie kein Freifahrtschein, um alles und jedes zu essen. Die Lebensmittel, die Sie essen, können Ihre Schilddrüse entweder unterstützen oder Ihre Symptome verschlimmern. Zum Beispiel sind Gluten und Soja dafür bekannt, bei vielen Menschen mit Autoimmunerkrankungen, einschließlich Hashimoto, Entzündungen auszulösen. Deshalb fühlen sich viele Menschen besser, wenn sie diese Lebensmittel aus ihrer Ernährung streichen.

Mythos #3: Hashimoto führt immer zu Gewichtszunahme.

Es stimmt, dass Gewichtszunahme ein Symptom von Hashimoto sein kann, aber es ist nicht unvermeidlich. Manche Menschen mit Hashimoto nehmen überhaupt nicht zu, und andere können Gewicht verlieren, sobald ihre Schilddrüsenhormonwerte wieder im Gleichgewicht sind. Der Schlüssel liegt darin, herauszufinden, was für Ihren Körper funktioniert – sei es durch Medikamente, Ernährungsumstellungen oder eine Kombination aus beidem.

Mythos #4: Sobald Sie Schilddrüsenmedikamente einnehmen, sind Sie geheilt.

Leider gibt es keine Heilung für Hashimoto. Während Medikamente helfen können, die Hormone zu ersetzen, die Ihre Schilddrüse nicht produziert, stoppen sie nicht den Autoimmunangriff. Deshalb ist es wichtig, sich auf die Reduzierung von Entzündungen durch Ernährung und Änderungen im Lebensstil zu konzentrieren. Medikamente sind ein Teil des Puzzles – sie helfen, die Symptome zu managen, aber sie sind nicht die ganze Lösung.

Mythos #5: Hashimoto ist nur eine weitere Schilddrüsenerkrankung.

Hashimoto ist einzigartig, weil es nicht nur ein Schilddrüsenproblem ist; es handelt sich um eine Autoimmunerkrankung. Das bedeutet, dass Ihr Immunsystem involviert ist, was die Art und Weise, wie Sie damit umgehen, verändert. Sie können die Schilddrüse nicht einfach mit Medikamenten „reparieren" – Sie müssen die zugrunde liegende Entzündung und die Immunantwort ansprechen, die den Schaden an der Schilddrüse verursacht.

Das Verständnis dieser Missverständnisse ist der Schlüssel zum erfolgreichen Umgang mit Hashimoto. Es gibt keinen universellen Ansatz, und was für eine Person funktioniert, muss nicht unbedingt für eine andere funktionieren. Das Wichtigste ist, auf Ihren Körper zu hören, mit Ihrem Arzt zusammenzuarbeiten und die Werkzeuge (wie eine passende Ernährung) zu nutzen, die Ihnen helfen können, sich besser zu fühlen

---

Mit diesem Fundament sind Sie nun mit einem soliden Verständnis dafür ausgestattet, was Hashimoto ist, wie es Ihren Körper beeinflusst und was Sie dagegen tun können. Ab jetzt konzentrieren wir uns auf eines der mächtigsten Werkzeuge, das Ihnen zur Verfügung steht – Ihre Ernährung. Bereit, sich durch Kochen auf den Weg zu besserer Gesundheit zu machen? Los geht's!

Kapitel 2: Das Hashimoto-Thyreoiditis-Protokoll

Die Wissenschaft hinter Ernährung und Hashimoto

Wenn es darum geht, die Hashimoto-Thyreoiditis zu bewältigen, ist eines der effektivsten Werkzeuge, das Sie haben, die Nahrung, die Sie zu sich nehmen. Aber warum ist die Ernährung für Menschen mit Hashimoto so wichtig? Um das zu verstehen, müssen wir uns die Wissenschaft hinter der Verbindung zwischen Ihrer Ernährung und der Funktion Ihrer Schilddrüse ansehen.

Hashimoto ist eine Autoimmunerkrankung, was bedeutet, dass Ihr Immunsystem Ihre Schilddrüse fälschlicherweise angreift. Dies führt zu chronischen Entzündungen in Ihrem Körper, die nicht nur die Fähigkeit Ihrer Schilddrüse, Hormone zu produzieren, beeinträchtigen, sondern auch andere Systeme beeinflussen können – wie Ihren Stoffwechsel, Ihre Stimmung und Ihre Energielevels. Die Ernährung spielt eine zentrale Rolle dabei, diese Entzündung entweder anzuheizen oder zu beruhigen.

Stellen Sie sich Ihren Körper wie ein Feuer vor. Einige Lebensmittel sind wie Benzin – sie können Entzündungen verschlimmern und das Feuer noch mehr anfachen. Dazu gehören typischerweise verarbeitete Lebensmittel, Gluten, Soja und raffinierter Zucker. Andere Lebensmittel hingegen wirken wie Wasser – sie helfen, die Entzündung zu reduzieren und das Feuer zu löschen. Diese Lebensmittel sind nährstoffreich, entzündungshemmend und unterstützen Ihr Immunsystem.

Es gibt eine wachsende Zahl von Studien, die zeigen, dass bestimmte Ernährungsweisen Autoimmunerkrankungen wie Hashimoto positiv beeinflussen können. Das Ziel ist es, die Angriffe des Immunsystems auf die Schilddrüse zu reduzieren, indem man Lebensmittel meidet, die Entzündungen auslösen, und stattdessen solche wählt, die die Heilung fördern. Eine der am häufigsten untersuchten Ernährungsweisen für Menschen mit Autoimmunerkrankungen ist die sogenannte Autoimmunprotokoll-Diät (AIP-Diät), die sehr streng ist und viele potenzielle Auslöser ausschließt. Allerdings muss nicht jeder mit Hashimoto einer so restriktiven Ernährung folgen.

Für viele reicht es bereits aus, glutenfrei und sojafrei zu essen, um eine spürbare Verbesserung zu erzielen. Gluten ist dafür bekannt, Entzündungen im Darm zu verursachen, und bei Menschen mit Hashimoto kann diese Darmentzündung die Autoimmunaktivität verstärken. Ebenso enthält Soja Verbindungen, die die Schilddrüsenfunktion beeinträchtigen können, sodass der Verzicht darauf die Effizienz Ihrer Schilddrüse unterstützt.

Aber was passiert eigentlich in Ihrem Körper, wenn Sie Ihre Ernährung umstellen? Hier spielt die Verbindung zwischen Darm und Schilddrüse eine entscheidende Rolle. Ihr Darm ist die Heimat von Billionen von Bakterien, die helfen, Ihr Immunsystem zu regulieren. Wenn Ihr Darm gesund ist, ist Ihr Immunsystem weniger anfällig für Fehlzündungen. Wenn Ihr Darm jedoch entzündet oder geschädigt ist (manchmal als „leaky gut" bezeichnet), kann dies zu verstärkten Entzündungen führen und Ihre Autoimmun-Symptome verschlimmern. Indem Sie Lebensmittel zu sich nehmen, die den Darm heilen – wie Knochenbrühe, Blattgemüse und fermentierte Lebensmittel – unterstützen Sie nicht nur Ihre Schilddrüse, sondern beruhigen auch Ihr Immunsystem.

Zusammengefasst zeigt die Wissenschaft hinter Ernährung und Hashimoto deutlich: Die richtigen Lebensmittel können Entzündungen reduzieren, die Schilddrüsenfunktion unterstützen und Ihr allgemeines Wohlbefinden verbessern. Und das Beste daran? Die Lebensmittel, die Ihre Schilddrüse unterstützen, müssen nicht langweilig oder geschmacklos sein. In den folgenden Abschnitten werden wir uns ansehen, welche Lebensmittel Sie bevorzugen und welche Sie meiden sollten, damit Sie sich von Mahlzeit zu Mahlzeit besser fühlen können.

Welche Lebensmittel unterstützen die Gesundheit der Schilddrüse?

etzt, da wir besprochen haben, warum die Ernährung so wichtig ist, sprechen wir über die spezifischen Lebensmittel, die Ihre Schilddrüse unterstützen und Ihnen helfen können, Hashimoto effektiver zu bewältigen. Denken Sie an diese Lebensmittel als Ihre Verbündeten auf dem Weg zu besserer

Gesundheit. Sie sind nicht nur lecker, sondern auch reich an Nährstoffen, die Ihre Schilddrüse für eine optimale Funktion benötigt.

Selen

Selen steht ganz oben auf der Liste. Es ist ein Mineral, das eine entscheidende Rolle bei der Produktion von Schilddrüsenhormonen spielt und die Schilddrüse vor Schäden durch das Immunsystem schützt. Paranüsse sind eine der besten Quellen für Selen – schon zwei bis drei pro Tag können Ihren Bedarf decken! Weitere gute Quellen sind Sonnenblumenkerne, Eier und Fisch wie Sardinen oder Lachs.

Zink

Als Nächstes haben wir Zink. Zink ist wichtig für das Immunsystem und hilft, das Schilddrüsenhormon T4 in seine aktive Form T3 umzuwandeln. Zink finden Sie in Lebensmitteln wie Weiderindfleisch, Kürbiskernen und Kichererbsen. Diese in Ihre Ernährung einzubauen, kann Ihrer Schilddrüse die Unterstützung geben, die sie für eine optimale Funktion benötigt.

Jod

Jod ist ein weiterer Schlüsselfaktor für die Gesundheit der Schilddrüse, aber es ist ein zweischneidiges Schwert. Während Ihre Schilddrüse Jod benötigt, um Hormone zu produzieren, kann zu viel Jod Hashimoto tatsächlich verschlimmern. Es ist daher wichtig, die richtige Menge zu sich zu nehmen, ohne zu übertreiben. Meeresgemüse wie Nori oder Kelp sind gute natürliche Jodquellen. Wenn Sie sich Sorgen um Ihren Jodspiegel machen, sprechen Sie am besten mit Ihrem Arzt, bevor Sie größere Änderungen vornehmen.

Omega-3-Fettsäuren

Omega-3-Fettsäuren sind ein weiteres Muss für Menschen mit Hashimoto. Diese gesunden Fette, die in fettem Fisch wie Lachs, Makrele und Sardinen vorkommen, haben entzündungshemmende Eigenschaften, die die durch das Immunsystem verursachten Entzündungen in der Schilddrüse reduzieren können. Wenn Sie kein Fischfan sind, können Sie Omega-3-Fettsäuren auch aus Leinsamen, Chiasamen und Walnüssen beziehen.

Antioxidantienreiche Lebensmittel

Lebensmittel, die reich an Antioxidantien sind, sind ebenfalls äußerst wichtig. Da Ihre Schilddrüse ständig angegriffen wird, ist sie oxidativem Stress ausgesetzt – das bedeutet Abnutzung durch Entzündungen. Lebensmittel mit einem hohen Gehalt an Antioxidantien wie Beeren, Blattgemüse und farbenfrohes Gemüse (z. B. Süßkartoffeln, Karotten und Paprika) können Ihre Schilddrüse schützen und Entzündungen insgesamt reduzieren.

Darmheilende Lebensmittel

Eine weitere wichtige Gruppe sind Lebensmittel, die den Darm heilen. Wie bereits erwähnt, sind Darm und Immunsystem eng miteinander verbunden. Wenn Ihr Darm gesund ist, kann er die Immunantwort regulieren und Entzündungen reduzieren. Knochenbrühe, fermentierte Lebensmittel wie Sauerkraut und Kimchi sowie ballaststoffreiche Lebensmittel wie Chiasamen und Leinsamen sind hervorragende Optionen, um die Darmgesundheit zu verbessern.

Hydration

Vergessen Sie schließlich nicht die Hydration. Viel Wasser zu trinken, ist entscheidend für die Unterstützung aller Körpersysteme, einschließlich Ihrer Schilddrüse. Versuchen Sie, mindestens acht Gläser Wasser pro Tag zu trinken, und ziehen Sie entzündungshemmende Getränke wie Kräutertees (z. B. Ingwer- oder Kurkuma-Tee) in Ihre Routine ein.

Zusammenfassung

Zusammengefasst: Wenn Sie Ihren Teller mit Lebensmitteln füllen, die Ihre Schilddrüse unterstützen – wie selenreiche Nüsse, zinkhaltige Samen, Omega-3-Fettsäuren und antioxidativ reiches Gemüse – geben Sie Ihrem Körper die Werkzeuge, die er benötigt, um Entzündungen zu bekämpfen und optimal zu funktionieren.

Hashimoto-Protokoll: Lebensmittel, die zu vermeiden und zu bevorzugen sind

Während es viele Lebensmittel gibt, die Ihre Schilddrüsengesundheit unterstützen können, gibt es auch einige, die mehr schaden als nützen. Wenn Sie Hashimoto haben, arbeitet Ihr Immunsystem bereits auf Hochtouren. Daher ist es wichtig, Lebensmittel zu vermeiden, die Entzündungen auslösen oder Ihre Symptome verschlimmern könnten.

Lebensmittel, die Sie vermeiden sollten

1. Gluten:

Gluten ist ein Protein, das in Weizen, Gerste und Roggen vorkommt. Bei vielen Menschen mit Autoimmunerkrankungen kann es Entzündungen im Darm verursachen und die Symptome verschlimmern. Auch wenn Sie keine Zöliakie haben, könnten Sie eine Sensitivität gegenüber Gluten haben, insbesondere wenn Sie Hashimoto haben. Der Verzicht auf Gluten kann helfen, Entzündungen zu reduzieren und Ihr allgemeines Wohlbefinden zu verbessern. Aus diesem Grund sind alle Rezepte in diesem Buch glutenfrei, damit Sie diesen häufigen Auslöser leichter meiden können.

2. Soja:

Soja enthält Verbindungen, die als Goitrogene bekannt sind. Diese können die Schilddrüsenfunktion beeinträchtigen, insbesondere wenn Sie bereits an einer Unterfunktion leiden. Soja findet sich in vielen verarbeiteten Lebensmitteln, daher ist es wichtig, die Etiketten sorgfältig zu prüfen. Selbst Produkte wie Salatdressings oder Proteinriegel können verstecktes Soja enthalten. Indem Sie Soja aus Ihrer Ernährung streichen, geben Sie Ihrer Schilddrüse die beste Chance, optimal zu arbeiten.

3. Milchprodukte:

Viele Menschen mit Hashimoto stellen fest, dass Milchprodukte Verdauungsprobleme, Entzündungen oder sogar Hautprobleme verursachen können. Wenn Sie nach dem Verzehr von Milchprodukten Blähungen, Trägheit oder andere Symptome bemerken, kann es sich lohnen, diese wegzulassen, um zu sehen, ob sich Ihre Symptome verbessern.

4. Verarbeitete Lebensmittel:

Verarbeitete Lebensmittel enthalten oft künstliche Inhaltsstoffe, Konservierungsstoffe und ungesunde Fette, die Entzündungen fördern können. Sie sind auch oft reich an Zucker, der Ihre Blutzuckerwerte durcheinander bringen und zu Gewichtszunahme beitragen kann – ein häufiges Problem bei Menschen mit Hashimoto.

5. Raffinierter Zucker:

Zuckerhaltige Snacks und Getränke können Blutzuckerspitzen und anschließende Abstürze verursachen, die Sie müde und gereizt machen. Außerdem kann zu viel Zucker Entzündungen im Körper verstärken – das Letzte, was Sie bei einer Autoimmunerkrankung brauchen.

Lebensmittel, die Sie bevorzugen sollten

Nachdem wir nun besprochen haben, was Sie vermeiden sollten, konzentrieren wir uns auf die Lebensmittel, die Sie in Ihre Ernährung aufnehmen sollten. Wir haben bereits über selenreiche Nüsse, Omega-3-Fettsäuren und antioxidativ reiches Gemüse gesprochen, aber es gibt noch einige weitere Ergänzungen, die einen großen Unterschied machen können.

1. Ballaststoffreiche Lebensmittel:

Ballaststoffe sind essenziell für die Darmgesundheit und eine regelmäßige Verdauung, was besonders wichtig ist, wenn Sie mit Verstopfung zu kämpfen haben – ein häufiges Symptom der Schilddrüsenunterfunktion. Dazu gehören Chiasamen, Leinsamen, Blattgemüse und Beeren. Ballaststoffe helfen auch, den Blutzucker zu regulieren, was Energieabstürze vermeiden kann.

2. Gesunde Fette:

Gesunde Fette, wie sie in Avocados, Olivenöl und fettem Fisch vorkommen, helfen, Entzündungen zu reduzieren, die Gehirngesundheit zu unterstützen und die Energielevel über den Tag hinweg stabil zu halten.

3. Unverarbeitete Lebensmittel:

Konzentrieren Sie sich auf vollwertige, unverarbeitete Lebensmittel. Diese sind so nah wie möglich an ihrem natürlichen Zustand – Obst, Gemüse, mageres Eiweiß und Vollkornprodukte wie Quinoa. Je weniger verarbeitet Ihre Lebensmittel sind, desto weniger Zusatzstoffe und entzündungsfördernde Verbindungen enthalten sie, was es Ihrem Körper erleichtert, optimal zu funktionieren.

Fazit

Indem Sie häufige Auslöser wie Gluten, Soja und verarbeitete Lebensmittel meiden und Ihren Teller mit nährstoffreichen, vollwertigen Lebensmitteln füllen, folgen Sie einem Hashimoto-Protokoll, das die Gesundheit Ihrer Schilddrüse unterstützt und Entzündungen reduziert.

Entzündungshemmende Ernährung zur Linderung von Symptomen

Wenn Sie Hashimoto haben, ist Entzündung Ihr Feind. Ihr Immunsystem befindet sich bereits in einem überaktiven Zustand, greift Ihre Schilddrüse an und verursacht chronische Entzündungen in Ihrem Körper. Der Schlüssel zur Bewältigung Ihrer Symptome besteht darin, diese Entzündungen zu beruhigen, und eine der besten Möglichkeiten, dies zu tun, ist eine entzündungshemmende Ernährung.

Was bedeutet entzündungshemmende Ernährung?

Es handelt sich um eine Ernährungsweise, die sich auf Lebensmittel konzentriert, die dafür bekannt sind, Entzündungen im Körper zu reduzieren, während Lebensmittel gemieden werden, die Entzündungen fördern können. Indem Sie sich auf entzündungshemmende Lebensmittel konzentrieren, können Sie Ihrem Körper helfen zu heilen, Ihre Energielevels verbessern und einige der häufigsten Symptome von Hashimoto lindern, wie Müdigkeit, Gelenkschmerzen und Gehirnnebel.

Lebensmittel, die Entzündungen reduzieren

1. Omega-3-Fettsäuren:

Erhöhen Sie die Aufnahme von Omega-3-Fettsäuren, die in fettem Fisch wie Lachs, Makrele und Sardinen enthalten sind. Diese gesunden Fette helfen, Entzündungen zu reduzieren und unterstützen die Gesundheit von Gehirn und Herz. Wenn Sie kein Fischfan sind, können Sie Omega-3-Fettsäuren auch aus pflanzlichen Quellen wie Chiasamen, Leinsamen und Walnüssen beziehen.

2. Bunte Früchte und Gemüse:

Farbenfrohe Früchte und Gemüse sind ein Grundpfeiler der entzündungshemmenden Ernährung. Beeren, Blattgemüse, Süßkartoffeln und Karotten sind reich an Antioxidantien, die freie Radikale neutralisieren, die Entzündungen verursachen. Je mehr Farben auf Ihrem Teller, desto besser! Stellen Sie sich vor, „den Regenbogen zu essen" – jede Farbe steht für verschiedene Vitamine und Mineralstoffe, die Ihr Immunsystem unterstützen und Entzündungen reduzieren können.

3. Kräuter und Gewürze:

Kräuter und Gewürze spielen eine wichtige Rolle bei der Reduzierung von Entzündungen. Kurkuma zum Beispiel enthält den Wirkstoff Curcumin, der starke entzündungshemmende Eigenschaften hat. Ingwer ist eine weitere großartige Option – egal ob Sie ihn zu Smoothies, Pfannengerichten oder Tee hinzufügen, er kann Entzündungen lindern und die Verdauung verbessern. Scheuen Sie sich nicht, Ihre Speisen mit Kräutern und Gewürzen wie Rosmarin, Thymian und Zimt zu würzen – sie verleihen nicht nur Geschmack, sondern bringen auch entzündungshemmende Vorteile mit sich.

Lebensmittel, die Entzündungen fördern

Es ist ebenso wichtig, die Aufnahme von entzündungsfördernden Lebensmitteln zu begrenzen. Wie bereits erwähnt, gehören Gluten, Soja, Milchprodukte und raffinierter Zucker zu den größten Übeltätern. Wenn Sie diese Lebensmittel aus Ihrer Ernährung streichen, geben Sie Ihrem Körper die Chance, zu heilen, und entlasten Ihr Immunsystem.

Hydration nicht vergessen

Unterschätzen Sie nicht die Bedeutung der Hydration. Viel Wasser zu trinken hilft, Toxine aus Ihrem Körper zu spülen und Ihre Zellen optimal arbeiten zu lassen. Hydration ist besonders wichtig, wenn Sie eine ballaststoffreiche Ernährung einhalten, da sie hilft, die Verdauung reibungslos zu unterstützen.

Fazit

Entzündungshemmende Ernährung bedeutet, Entscheidungen zu treffen, die die natürlichen Heilungsprozesse Ihres Körpers unterstützen. Indem Sie sich auf nährstoffreiche, entzündungshemmende Lebensmittel konzentrieren, können Sie Ihre Symptome reduzieren und sich Tag für Tag besser fühlen.

Die Rolle von Nahrungsergänzungsmitteln (falls zutreffend)

Während die Ernährung die Grundlage für das Management von Hashimoto bildet, kann es manchmal nötig sein, zusätzliche Unterstützung zu leisten – und hier kommen Nahrungsergänzungsmittel ins Spiel. Sie können dabei helfen, Lücken in Ihrer Ernährung zu schließen und Ihrer Schilddrüse die spezifischen Nährstoffe zu liefern, die sie benötigt, um optimal zu funktionieren. Denken Sie jedoch daran, dass Nahrungsergänzungsmittel keine gesunde Ernährung ersetzen können – sie sollen diese ergänzen.

Wichtige Nahrungsergänzungsmittel bei Hashimoto

1. Selen

Selen ist eines der wichtigsten Nahrungsergänzungsmittel für Menschen mit Hashimoto. Wie bereits erwähnt, ist Selen essenziell für die Produktion von Schilddrüsenhormonen und schützt die Schilddrüse vor Schäden. Wenn Sie nicht genügend Selen aus Lebensmitteln wie Paranüssen, Fisch und Eiern aufnehmen, könnte ein Selenpräparat eine gute Option sein. Die meisten Menschen profitieren von etwa 200 mcg Selen pro Tag, aber sprechen Sie immer mit Ihrem Arzt, bevor Sie ein neues Nahrungsergänzungsmittel einnehmen.

2. Vitamin D

Vitamin D spielt eine Schlüsselrolle für die Schilddrüsengesundheit. Viele Menschen mit Hashimoto haben einen Vitamin-D-Mangel, der zu einer Dysfunktion des Immunsystems beitragen kann. Sie können Vitamin D durch Sonnenlicht aufnehmen, aber wenn Sie in einer Region mit wenig Sonnenschein leben, insbesondere im Winter, könnte ein Vitamin-D-Präparat notwendig sein.

3. Zink

Zink unterstützt Ihre Schilddrüse, indem es hilft, Schilddrüsenhormon in seine aktive Form umzuwandeln. Während Sie Zink aus Lebensmitteln wie Kürbiskernen und Rindfleisch aufnehmen können, könnte ein Nahrungsergänzungsmittel hilfreich sein, wenn Ihre Ernährung nicht ausreicht.

4. Jod

Jod kann für manche Menschen von Vorteil sein, aber es ist ein schwieriges Thema. Während Jod für die Produktion von Schilddrüsenhormonen notwendig ist, kann ein Überschuss an Jod Hashimoto verschlimmern. Aus diesem Grund ist es wichtig, mit Ihrem Arzt zu sprechen, bevor Sie Jodpräparate einnehmen. In vielen Fällen reicht der Verzehr von jodreichen Lebensmitteln wie Meeresalgen aus.

5. Magnesium

Magnesium ist an Hunderten von Prozessen im Körper beteiligt, einschließlich der Schilddrüsenfunktion und der Reduzierung von Entzündungen. Viele Menschen haben einen Magnesiummangel, und es kann schwierig sein, genug allein aus der Nahrung aufzunehmen. Die Einnahme eines Magnesiumpräparats, insbesondere vor dem Schlafengehen, kann beim Schlafen, bei der Muskelentspannung und bei der allgemeinen Energie helfen.

6. Probiotika

Wenn Sie sich auf die Darmgesundheit konzentrieren, sind Probiotika eine Überlegung wert. Da es eine starke Verbindung zwischen Darm und Immunsystem gibt, kann die Einnahme eines Probiotikums helfen, das Gleichgewicht der Darmflora wiederherzustellen und Entzündungen zu reduzieren.

7. B-Vitamine

Wenn Sie unter Gehirnnebel oder geringer Energie leiden, könnten B-Komplex-Vitamine hilfreich sein. Diese Vitamine unterstützen die Energieproduktion und die Gesundheit des Gehirns, die beide durch Schilddrüsenprobleme beeinträchtigt werden können.

Fazit

Denken Sie daran, dass Nahrungsergänzungsmittel keine universelle Lösung sind. Es ist wichtig, mit Ihrem Arzt zu sprechen, bevor Sie neue Nahrungsergänzungsmittel einnehmen, insbesondere wenn Sie bereits Medikamente gegen Hashimoto einnehmen. Die richtige Kombination von Nahrungsergänzungsmitteln kann Ihnen helfen, Ihre Symptome zu bewältigen und sich besser zu fühlen, sollte aber immer Teil eines umfassenden Ansatzes sein, der eine gesunde, entzündungshemmende Ernährung einschließt.

Kapitel 3: Warum glutenfrei und sojafrei bei Hashimoto?

Verständnis von Gluten und dessen Auswirkungen auf Autoimmunerkrankungen

Fangen wir mit der großen Frage an: Warum ist Gluten ein so großes Problem für Menschen mit Hashimoto und anderen Autoimmunerkrankungen? Sie haben wahrscheinlich schon von der Verbindung zwischen Gluten und Autoimmunerkrankungen wie Zöliakie gehört, aber was ist mit Hashimoto? Es stellt sich heraus, dass Gluten eine wichtige Rolle bei der Auslösung und Verschlimmerung von Autoimmunreaktionen spielen kann, selbst wenn Sie keine Zöliakie haben.

Was ist Gluten überhaupt?

Gluten ist ein Protein, das in Weizen, Gerste, Roggen und Lebensmitteln, die aus diesen Getreidesorten hergestellt werden, vorkommt. Es verleiht Brot seine zähe Konsistenz und sorgt dafür, dass Backwaren ihre Form behalten. Während Gluten für viele Menschen harmlos ist, reagieren Menschen mit Autoimmunerkrankungen – wie Hashimoto – oft anders darauf.

Molekulare Mimikry: Warum Gluten problematisch ist

Einer der Gründe, warum Gluten für Menschen mit Hashimoto problematisch sein kann, ist ein Phänomen, das als molekulare Mimikry bezeichnet wird. Hier wird es etwas technisch, aber bleiben Sie dran, denn es ist wirklich wichtig. Die Struktur des Glutenproteins ähnelt der Struktur von Schilddrüsengewebe. Wenn Ihr Immunsystem bereits im Angriffsmodus gegen Ihre Schilddrüse ist, kann der Verzehr von Gluten es noch mehr verwirren und den Angriff verstärken. Ihr Immunsystem erkennt das Gluten und hält Ihre Schilddrüse für das gleiche Ziel, was zu mehr Entzündungen und Schäden führt.

Gluten und das Leaky-Gut-Syndrom

Eine weitere wichtige Verbindung zwischen Gluten und Autoimmunerkrankungen ist das Leaky-Gut-Syndrom (durchlässiger Darm). Leaky Gut tritt auf, wenn die Auskleidung Ihrer Darmwände beschädigt ist, wodurch unverdaute Nahrungsbestandteile, Toxine und sogar Bakterien in Ihren Blutkreislauf „lecken" können. Dies löst eine Immunantwort aus, die die Entzündungen im gesamten Körper verstärken kann, auch in Ihrer Schilddrüse. Gluten ist einer der Hauptauslöser, die zu Leaky Gut beitragen können, und ist daher besonders problematisch für Menschen mit Autoimmunerkrankungen wie Hashimoto.

Ein Vergleich, um es besser zu verstehen

Stellen Sie sich die Darmwand wie ein Sicherheitstor vor, das nur bestimmten Dingen erlaubt, hindurchzukommen. Wenn dieses Tor beschädigt ist, können unerwünschte Gäste (wie Glutenpartikel) hindurchschlüpfen und Chaos verursachen. Für Menschen mit Hashimoto führt dieses Chaos zu mehr Entzündungen und einer verstärkten Autoimmunreaktion.

Studien und Erkenntnisse

Studien haben gezeigt, dass viele Menschen mit Autoimmunerkrankungen, einschließlich Hashimoto, eine erhöhte Sensitivität gegenüber Gluten haben, auch wenn sie keine Zöliakie haben. Deshalb kann eine glutenfreie Ernährung ein Wendepunkt sein, um Entzündungen zu reduzieren und das Immunsystem zu beruhigen. Manche Menschen bemerken Verbesserungen in ihrem Energielevel, ihrer Stimmung und sogar ihrem Gewicht, sobald sie Gluten aus ihrer Ernährung streichen.

Fazit: Warum glutenfrei bei Hashimoto?

Kurz gesagt: Es geht darum, Entzündungen zu reduzieren, das Immunsystem zu beruhigen und Ihrer Schilddrüse eine Pause von den ständigen Angriffen zu gönnen. Der Verzicht auf Gluten entfernt einen wichtigen Auslöser aus Ihrer Ernährung und kann zu erheblichen Verbesserungen Ihres Wohlbefindens führen. Als Nächstes sprechen wir über Soja, einen weiteren häufigen Auslöser für Menschen mit Hashimoto.

Die Gefahren von Soja für die Gesundheit der Schilddrüse

Now, let's talk about soy. You've probably heard that soy is considered a healthy plant-based protein, right? Well, that's true for some people, but if you have Hashimoto's, soy can actually interfere with your thyroid function and make your symptoms worse. Let's explore why soy can be problematic for thyroid health, especially in people with Hashimoto's.

Soy contains compounds called **goitrogens**, which can interfere with your thyroid's ability to produce hormones. The term "goitrogen" comes from the word "goiter," which is an enlargement of the thyroid gland that can occur when the thyroid is under stress. Goitrogens can block the thyroid from getting enough iodine, a key mineral that your thyroid needs to make hormones. When this happens, your thyroid has to work harder to produce the hormones your body needs, which can lead to hypothyroidism—a condition that many people with Hashimoto's already struggle with.

But that's not all. Soy can also disrupt thyroid function through its impact on the **absorption of thyroid medication**. If you're taking synthetic thyroid hormones (like levothyroxine), consuming soy can reduce the absorption of the medication, making it less effective. This means you might not get the full benefit of your medication, which can leave you feeling tired, sluggish, or still dealing with symptoms, even though you're on treatment.

Soy is also high in **phytoestrogens**, which are plant-based compounds that mimic estrogen in the body. For people with Hashimoto's, hormone balance is already a delicate issue. Too much estrogen can suppress thyroid function, especially in women, who are more likely to have estrogen imbalances. This hormonal interference can add another layer of complexity to managing Hashimoto's.

And here's the tricky part: Soy is everywhere. It's not just in obvious foods like tofu or soy milk. Soy is often used as a filler or additive in many processed foods, from protein bars to salad dressings. It can also be listed on ingredient labels as "soy lecithin" or "hydrolyzed vegetable protein." This makes it difficult to avoid unless you're really diligent about reading labels (which we'll talk more about later).

So, why eliminate soy? For people with Hashimoto's, removing soy from your diet can help reduce thyroid stress, improve your medication's effectiveness, and restore hormone balance. Just like with gluten, cutting out soy removes a major trigger that can contribute to inflammation and thyroid dysfunction.

Now that we've covered the dangers of gluten and soy, let's explore the benefits of adopting a gluten-free and soy-free diet for Hashimoto's, and how these changes can help you feel better.

Die Vorteile einer glutenfreien und sojafreien Ernährung bei Hashimoto

Bis jetzt fragen Sie sich vielleicht: „Okay, ich verstehe, dass Gluten und Soja schädlich sein können, aber was kann ich eigentlich erwarten, wenn ich glutenfrei und sojafrei lebe?" Gute Frage! Eine glutenfreie und sojafreie Ernährung bedeutet nicht nur, bestimmte Lebensmittel zu vermeiden – es geht darum, Ihrem Körper die Möglichkeit zu geben, zu heilen und Entzündungen zu reduzieren. Für viele Menschen mit Hashimoto kann diese Ernährungsumstellung zu spürbaren Verbesserungen ihrer allgemeinen Gesundheit und ihres Wohlbefindens führen.

Reduzierte Entzündungen

Einer der ersten Vorteile, die Sie wahrscheinlich bemerken werden, ist eine Reduzierung der Entzündungen. Wie bereits erwähnt, können sowohl Gluten als auch Soja Entzündungen auslösen, insbesondere bei Menschen mit Autoimmunerkrankungen wie Hashimoto. Indem Sie diese Lebensmittel aus Ihrer Ernährung streichen, entfernen Sie zwei große Quellen von Entzündungen. Dies kann zu Verbesserungen bei Symptomen wie Gelenkschmerzen, Müdigkeit und Gehirnnebel führen – einige der häufigsten Beschwerden bei Menschen mit Hashimoto.

Verbesserte Energielevels

Ein weiterer großer Vorteil ist ein höheres Energielevel. Viele Menschen mit Hashimoto kämpfen mit chronischer Müdigkeit, selbst wenn sie ausreichend schlafen. Dies liegt teilweise daran, dass Entzündungen und eine schlechte Schilddrüsenfunktion den Körper erschöpfen können. Wenn Sie Gluten und Soja aus Ihrer Ernährung streichen, geben Sie Ihrem Körper die Werkzeuge, die er benötigt, um Entzündungen zu reduzieren und die Schilddrüsenfunktion zu unterstützen, was zu einer gleichmäßigeren Energieverteilung im Laufe des Tages führen kann.

Bessere Verdauung

Eine glutenfreie und sojafreie Ernährung kann auch zu einer besseren Verdauung führen. Wenn Sie mit Blähungen, Verstopfung oder anderen Verdauungsproblemen zu kämpfen hatten, könnten Sie nach dem Verzicht auf Gluten und Soja eine deutliche Verbesserung bemerken. Diese Lebensmittel können die Darmschleimhaut reizen, was zu einem Leaky-Gut-Syndrom und Verdauungsbeschwerden führen kann. Wenn Sie sie aus Ihrer Ernährung entfernen, geben Sie Ihrem Darm die Möglichkeit, zu heilen und reibungsloser zu arbeiten.

Verbesserte geistige Klarheit und Stimmung

Ein weiterer wichtiger Vorteil ist eine verbesserte geistige Klarheit und Stimmung. Viele Menschen mit Hashimoto leiden unter Gehirnnebel, Gedächtnisproblemen oder sogar Depressionen. Dies hängt oft mit Entzündungen im Körper und der Auswirkung einer schlechten Schilddrüsenfunktion auf das Gehirn zusammen. Wenn Sie Entzündungen durch den Verzicht auf Gluten und Soja reduzieren, stellen viele fest, dass der Gehirnnebel nachlässt und sie klarer denken können. Außerdem könnten Sie Verbesserungen Ihrer Stimmung bemerken, mit weniger Schwankungen zwischen Niedergeschlagenheit und Wohlbefinden.

Unterstützung bei der Gewichtskontrolle

Nicht zu vergessen ist die Gewichtskontrolle. Viele Menschen mit Hashimoto kämpfen mit Gewichtszunahme, teilweise aufgrund eines langsameren Stoffwechsels durch eine Schilddrüsenunterfunktion. Auch wenn eine glutenfreie und sojafreie Ernährung keine Wunderwaffe für Gewichtsverlust ist, kann sie einen gesünderen Stoffwechsel unterstützen, indem sie Entzündungen reduziert und die Schilddrüsenfunktion verbessert. Außerdem fördert der Fokus auf vollwertige, nährstoffreiche Lebensmittel eine gesunde Gewichtserhaltung, ohne dass man sich eingeschränkt fühlt.

Fazit

Die Vorteile einer glutenfreien und sojafreien Ernährung bei Hashimoto gehen weit über das Vermeiden bestimmter Lebensmittel hinaus – sie drehen sich um die Verbesserung Ihrer Lebensqualität. Indem Sie Entzündungen reduzieren, Ihre Energie steigern, die Schilddrüsengesundheit unterstützen und die Verdauung fördern, kann diese Ernährungsumstellung Ihnen helfen, Ihre Symptome und Ihre Gesundheit besser in den Griff zu bekommen.

Wie man Etiketten liest, um verstecktes Gluten und Soja zu erkennen

Einer der herausforderndsten Aspekte einer glutenfreien und sojafreien Ernährung ist es, versteckte Quellen von Gluten und Soja in verarbeiteten Lebensmitteln zu erkennen. Leider sind Gluten und Soja in vielen Produkten enthalten, bei denen Sie es vielleicht nicht erwarten, was bedeutet, dass Sie ein geschickter Etikettenleser werden müssen, um diese zu vermeiden.

Verstecktes Gluten erkennen

Beginnen wir mit Gluten. Der offensichtlichste Ort, um nach Gluten auf einem Lebensmitteletikett zu suchen, ist die Zutatenliste. Gluten ist in Weizen, Gerste und Roggen enthalten, daher sollten Sie Produkte meiden, die diese Zutaten auflisten. Aber Gluten kann auch an weniger offensichtlichen Stellen versteckt sein. Zum Beispiel können Zutaten wie „hydrolysiertes Weizenprotein", „Malz" oder „modifizierte Stärke" Gluten enthalten. Einige verarbeitete Lebensmittel wie Suppen, Soßen und Dressings können ebenfalls Gluten als Verdickungsmittel enthalten.

Um es etwas einfacher zu machen, haben viele verpackte Lebensmittel inzwischen ein „glutenfrei"-Label auf der Vorderseite der Verpackung. Dieses Label ist in vielen Ländern reguliert, sodass Sie sich sicher sein können, dass das Produkt kein Gluten enthält. Falls kein „glutenfrei"-Label vorhanden ist, überprüfen Sie die Zutatenliste sorgfältig auf versteckte Glutenquellen.

Verstecktes Soja erkennen

Nun zu Soja. Soja ist eine weitere knifflige Zutat, da es oft als Füllstoff oder Zusatzstoff in vielen verarbeiteten Lebensmitteln verwendet wird. Häufige Zutaten, die Soja enthalten, sind „Sojalecithin", „Sojaproteinisolat" und „hydrolysiertes Pflanzenprotein". Soja findet sich in allem, von Proteinriegeln über Salatdressings bis hin zu einigen glutenfreien Produkten. Deshalb ist es wichtig, immer die Etiketten zu überprüfen, auch wenn Sie denken, dass ein Produkt sicher ist.

Vermeiden von verstecktem Gluten und Soja

Eine der besten Möglichkeiten, verstecktes Gluten und Soja zu vermeiden, ist, sich auf vollwertige, unverarbeitete Lebensmittel zu konzentrieren. Obst, Gemüse, mageres Eiweiß und gesunde Fette sind von Natur aus glutenfrei und sojafrei, was bedeutet, dass Sie sich keine Sorgen über versteckte Zutaten machen müssen. Wenn Sie verpackte Lebensmittel kaufen, suchen Sie nach Produkten, die speziell als glutenfrei und sojafrei gekennzeichnet sind.

Im Zweifel den Hersteller kontaktieren

Wenn Sie sich bei einem Produkt unsicher sind, zögern Sie nicht, den Hersteller zu kontaktieren. Viele Unternehmen geben gerne Informationen zu ihren Zutaten und Herstellungsprozessen, damit Sie sicher sein können, was Sie essen.

Mit diesen Tipps können Sie besser informierte Entscheidungen treffen und Gluten und Soja effektiv vermeiden, während Sie Ihre Hashimoto-Symptome in den Griff bekommen.

Tipps für den Übergang zu einem glutenfreien, sojafreien Lebensstil

Der Übergang zu einem glutenfreien und sojafreien Lebensstil kann anfangs überwältigend erscheinen, aber mit etwas Planung und Vorbereitung wird es schnell zur Gewohnheit. Hier sind einige Tipps, die Ihnen helfen, den Wechsel reibungslos zu gestalten und das Beste aus Ihrer neuen Ernährungsweise herauszuholen:

1. Beginnen Sie mit vollwertigen Lebensmitteln

Der einfachste Weg, Gluten und Soja zu vermeiden, ist der Fokus auf vollwertige, unverarbeitete Lebensmittel wie Obst, Gemüse, mageres Eiweiß und gesunde Fette. Diese Lebensmittel sind von Natur aus gluten- und sojafrei und helfen Ihnen, versteckte Quellen in verarbeiteten Lebensmitteln zu vermeiden.

2. Füllen Sie Ihre Speisekammer mit glutenfreien und sojafreien Grundzutaten

Die richtigen Zutaten vorrätig zu haben, erleichtert die Zubereitung von Mahlzeiten zu Hause. Legen Sie sich glutenfreie Getreide wie Quinoa, Reis und Hafer (achten Sie darauf, dass sie als glutenfrei gekennzeichnet sind) sowie glutenfreie Mehle wie Mandelmehl, Kokosmehl und Tapiokastärke zu. Für sojafreie Proteinquellen konzentrieren Sie sich auf Weidefleisch, Wildfisch, Eier und Hülsenfrüchte.

3. Planen Sie Ihre Mahlzeiten

Eine der besten Möglichkeiten, um sicherzustellen, dass Sie Ihren glutenfreien und sojafreien Lebensstil beibehalten, ist die Mahlzeitenplanung. Nehmen Sie sich jede Woche Zeit, um Ihre Mahlzeiten zu planen, eine Einkaufsliste zu erstellen und einige Zutaten im Voraus vorzubereiten. So vermeiden Sie spontane Einkäufe oder die Versuchung, Takeout zu bestellen, das möglicherweise nicht gluten- oder sojafrei ist.

4. Finden Sie Ersatz für Ihre Lieblingsspeisen

Gluten- und sojafrei zu leben, bedeutet nicht, dass Sie auf Ihre Lieblingsspeisen verzichten müssen – Sie müssen nur Ersatz finden. Es gibt viele glutenfreie Nudeln, Brote und Snacks, die auch sojafrei sind. Probieren Sie verschiedene Marken aus, um die zu finden, die Ihnen am besten schmecken.

5. Werden Sie kreativ in der Küche

Einer der besten Aspekte einer gluten- und sojafreien Ernährung ist, dass sie Sie ermutigt, in der Küche kreativ zu werden. Probieren Sie neue Rezepte aus, experimentieren Sie mit verschiedenen Aromen und seien Sie mutig. Dieses Kochbuch ist voll von köstlichen, einfach zuzubereitenden Rezepten, die Ihren Übergang zu einem gluten- und sojafreien Lebensstil angenehm und zufriedenstellend machen.

6. Seien Sie geduldig mit sich selbst

Es ist normal, sich am Anfang etwas überwältigt zu fühlen, aber denken Sie daran, dass dies eine Reise ist. Gehen Sie einen Schritt nach dem anderen und seien Sie nicht zu streng mit sich selbst, wenn Sie einen

Fehler machen. Jede kleine Änderung bringt Sie näher zu besserer Gesundheit, und mit der Zeit wird gluten- und sojafreies Essen zur zweiten Natur.

7. Treten Sie einer Gemeinschaft bei

Es ist einfacher, gluten- und sojafrei zu leben, wenn Sie Unterstützung haben. Erwägen Sie, einer Online-Community beizutreten oder eine lokale Gruppe zu finden, in der Sie Tipps, Rezepte und Ermutigung mit anderen teilen können, die den gleichen Weg gehen.

Fazit

Der Übergang zu einem gluten- und sojafreien Lebensstil ist eine der besten Entscheidungen, die Sie treffen können, um Ihre Hashimoto-Symptome zu managen und Ihre Gesundheit zu verbessern. Indem Sie diese Tipps befolgen und sich auf vollwertige, nahrhafte Lebensmittel konzentrieren, sind Sie auf dem besten Weg, sich besser zu fühlen und Ihre Ernährung nachhaltig umzustellen.

Kapitel 4: Frühstücksrezepte

LUFTIGE MANDELMEHL-PFANNKUCHEN MIT BLAUBEER-KOMPOTT

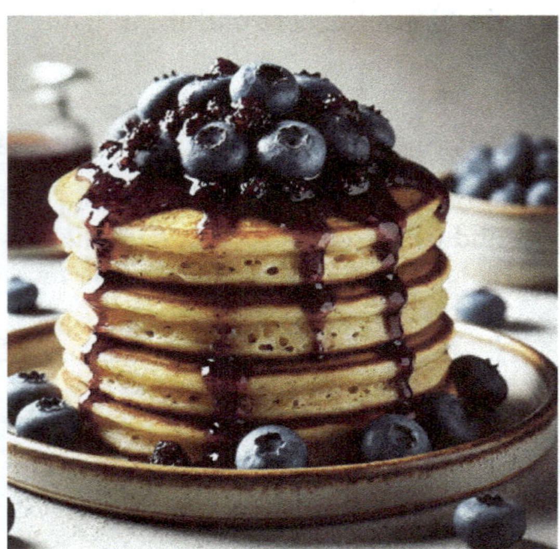

Vorbereitungszeit: 10 Minuten | **Kochzeit:** 15 Minuten | **Portionen:** 2 | **Nährwerte:**
Kalorien: 320 | **Protein:** 10g |
Kohlenhydrate: 18g | **Fett:** 24g
Zutaten
Für die Pfannkuchen:
- 1 Tasse (120g) Mandelmehl
- 2 große Eier
- ¼ Tasse (60ml) ungesüßte Mandelmilch
- 1 Esslöffel (15ml) Ahornsirup (optional)
- ½ Teelöffel (2,5ml) Vanilleextrakt
- ½ Teelöffel (2,5g) Backpulver
- Prise Salz
- 1 Esslöffel (15ml) Kokosöl (zum Braten)

Für das Blaubeer-Kompott:
- 1 Tasse (150g) frische oder gefrorene Blaubeeren
- 1 Esslöffel (15ml) Wasser
- 1 Teelöffel (5ml) Zitronensaft
- 1 Esslöffel (15ml) Honig oder Ahornsirup

Anleitung
1. Pfannkuchen zubereiten:
- In einer Schüssel Mandelmehl, Eier, Mandelmilch, Ahornsirup, Vanilleextrakt, Backpulver und eine Prise Salz glatt verrühren.
- Eine beschichtete Pfanne bei mittlerer Hitze erhitzen und leicht mit Kokosöl einfetten.
- Kleine Kreise aus Teig in die Pfanne gießen. 2-3 Minuten pro Seite backen, bis sie goldbraun und durchgegart sind.

2. Blaubeer-Kompott zubereiten:
- In einem kleinen Topf Blaubeeren, Wasser, Zitronensaft und Honig oder Ahornsirup hinzufügen.
- Bei mittlerer Hitze unter gelegentlichem Rühren 5-7 Minuten köcheln lassen, bis die Blaubeeren weich sind und die Sauce eindickt.

3. Servieren:
- Die Pfannkuchen auf einem Teller stapeln und mit dem warmen Blaubeer-Kompott toppen. Nach Belieben mit zusätzlichen frischen Blaubeeren garnieren.

SÜSSKARTOFFEL-FRÜHSTÜCKS-HASH MIT PUTENWURST

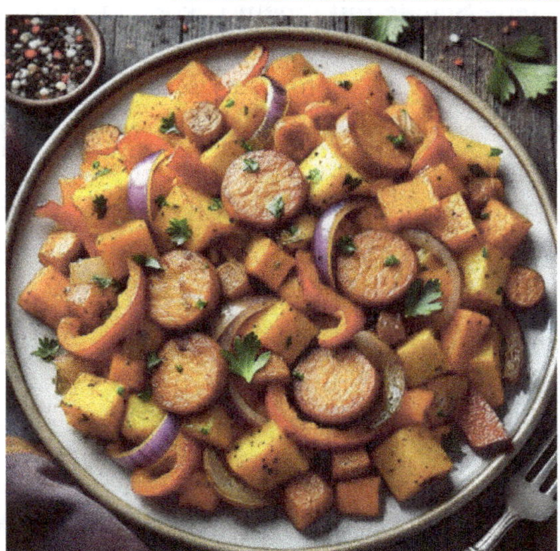

Vorbereitungszeit: 10 Minuten | **Kochzeit:** 15 Minuten | **Portionen:** 2 | **Nährwerte:** Kalorien: 400 | Protein: 25g | Kohlenhydrate: 35g | Fett: 18g

Zutaten

- 1 mittelgroße Süßkartoffel (ca. 200g), geschält und gewürfelt
- 2 Putenwurst-Links (glutenfrei)
- 1 kleine Zwiebel, gehackt
- 1 rote Paprika, gehackt
- 2 Knoblauchzehen, gehackt
- 1 Esslöffel (15ml) Olivenöl
- 1 Teelöffel Paprika
- Salz und Pfeffer nach Geschmack
- Frische Petersilie zum Garnieren (optional)

Anleitung

1. Süßkartoffeln zubereiten:

- Eine Pfanne bei mittlerer Hitze erhitzen und Olivenöl hinzufügen. Sobald das Öl heiß ist, die gewürfelten Süßkartoffeln hinzufügen und 5-7 Minuten unter gelegentlichem Rühren anbraten, bis sie beginnen weich zu werden.

2. Gemüse und Wurst hinzufügen:

- Die gehackte Zwiebel, Paprika und den Knoblauch in die Pfanne geben. Paprika, Salz und Pfeffer unterrühren. Weitere 5 Minuten kochen, bis das Gemüse weich ist.
- Währenddessen die Putenwürste in Scheiben schneiden und in die Pfanne geben. Noch 3-4 Minuten kochen, bis die Wurst vollständig gegart und gebräunt ist.

3. Servieren:

- Nach Belieben mit frischer Petersilie garnieren und das Hash warm servieren.

AVOCADO-UND-EI-FRÜHSTÜCKSSCHALE

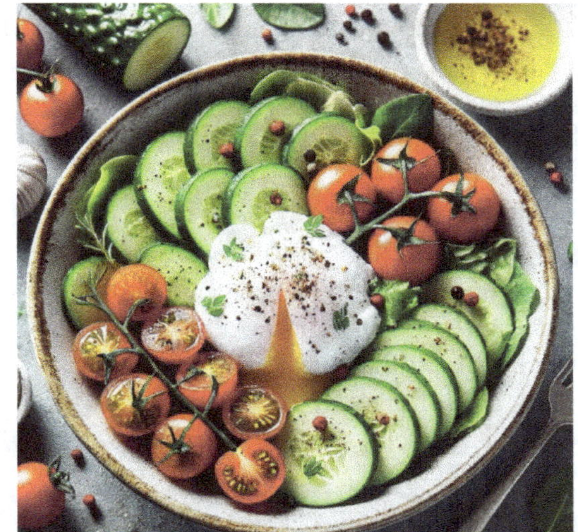

Vorbereitungszeit: 5 Minuten | **Kochzeit:** 10 Minuten | Portionen: 2 | **Nährwerte:** Kalorien: 300 | **Protein:** 14g | **Kohlenhydrate**: 12g | Fett: 22g

Zutaten

- 2 große Eier
- 1 Avocado, in Scheiben geschnitten
- 1 kleine Gurke, in Scheiben geschnitten
- ½ Tasse (100g) Kirschtomaten, halbiert
- 1 Esslöffel (15ml) Olivenöl
- ½ Teelöffel Zitronensaft
- Salz und Pfeffer nach Geschmack
- Frische Kräuter zum Garnieren (optional)

Anleitung

1. Eier zubereiten:

- In einem kleinen Topf Wasser zum Sieden bringen und die Eier pochieren oder kochen, bis sie nach Ihren Vorlieben gegart sind (ca. 6-8 Minuten für ein weiches Eigelb). Alternativ können Sie die Eier in einer Pfanne rühren oder braten.

2. Die Schale anrichten:

- In zwei Schalen die Avocadoscheiben, Gurken und Kirschtomaten aufteilen. Mit

Olivenöl und Zitronensaft beträufeln. Mit Salz und Pfeffer würzen.

3. Eier hinzufügen:
- Jede Schale mit einem gekochten Ei toppen. Nach Belieben mit frischen Kräutern garnieren und sofort servieren.

BANANEN-HAFERFLOCKEN-MIXER-PFANNKUCHEN

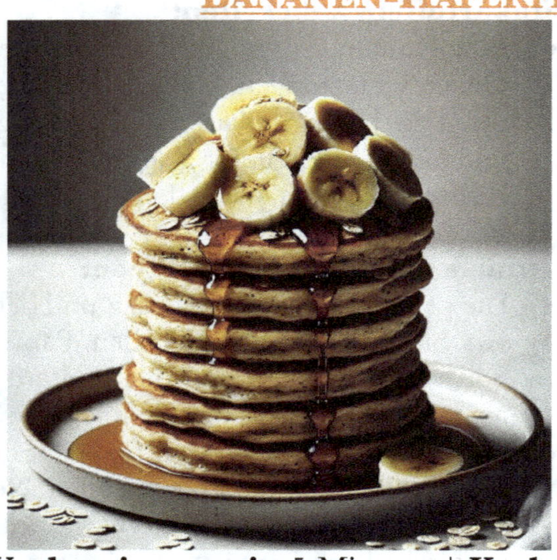

Vorbereitungszeit: 5 Minuten | **Kochzeit:** 10 Minuten | Portionen: 2 | **Nährwerte:** Kalorien: 350 | **Protein:** 10g | **Kohlenhydrate:** 45g | **Fett:** 10g

Zutaten
- 1 reife Banane
- ½ Tasse (45g) glutenfreie Haferflocken
- 2 große Eier
- ½ Teelöffel (2,5ml) Vanilleextrakt
- ½ Teelöffel (2,5g) Backpulver
- ¼ Teelöffel Zimt
- 1 Esslöffel (15ml) Kokosöl (zum Braten)

Anleitung

1. Teig mixen:
- Die Banane, Haferflocken, Eier, Vanilleextrakt, Backpulver und Zimt in einem Mixer kombinieren. Zu einem glatten Teig mixen.

2. Pfannkuchen backen:
- Eine beschichtete Pfanne bei mittlerer Hitze erhitzen und das Kokosöl hinzufügen. Kleine Kreise aus Teig in die Pfanne gießen und 2-3 Minuten pro Seite backen, bis sie goldbraun und durchgegart sind.

3. Servieren:
- Die Pfannkuchen warm mit Ihren Lieblingstoppings servieren, z. B. frischem Obst, Ahornsirup oder Nussbutter.

QUINOA-PORRIDGE MIT ZIMT UND ÄPFELN

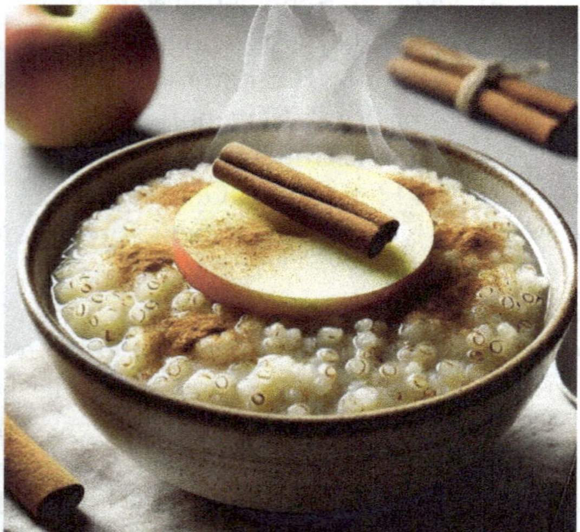

Vorbereitungszeit: 5 Minuten | **Kochzeit:** 15 Minuten | **Portionen:** 2 | **Nährwerte:** Kalorien: 280 | Protein: 8g | Kohlenhydrate: 42g | Fett: 6g

Zutaten
- ½ Tasse (90g) Quinoa, abgespült
- 1 Tasse (240ml) ungesüßte Mandelmilch
- 1 Tasse (240ml) Wasser
- 1 Apfel, dünn geschnitten
- 1 Teelöffel Zimt
- 1 Esslöffel (15ml) Ahornsirup oder Honig (optional)
- Prise Salz

Anleitung

1. Quinoa kochen:
- In einem kleinen Topf die Quinoa, Mandelmilch, Wasser und eine Prise Salz kombinieren. Zum Kochen bringen, dann die Hitze reduzieren und etwa 12-15

Minuten köcheln lassen, bis die Quinoa zart ist und der Großteil der Flüssigkeit aufgenommen wurde.

2. Geschmack hinzufügen:
- Zimt und Ahornsirup oder Honig (falls verwendet) einrühren und das Porridge einige Minuten stehen lassen, damit es dickflüssiger wird.

3. Servieren:
- Das Porridge auf zwei Schalen verteilen und mit dünnen Apfelscheiben belegen. Nach Belieben mit zusätzlichem Zimt bestreuen und warm servieren

Ei-Muffins Mit Spinat, Paprika Und Putenbacon

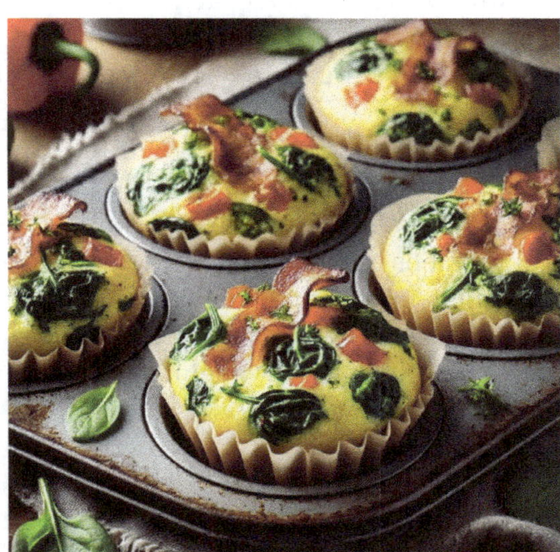

Vorbereitungszeit: 10 Minuten | **Kochzeit:** 15 Minuten | **Portionen:** 6 Muffins | **Nährwerte:** Kalorien: 100 pro Muffin | Protein: 8g | Kohlenhydrate: 3g | Fett: 7g

Zutaten
- 6 große Eier
- ¼ Tasse (60ml) ungesüßte Mandelmilch
- ½ Tasse (75g) gehackter Spinat
- ½ rote Paprika, gewürfelt
- 2 Scheiben Putenbacon, gekocht und gehackt
- Salz und Pfeffer nach Geschmack
- Frische Kräuter zum Garnieren (optional)

Anleitung

1. Ofen vorheizen:
- Heizen Sie den Ofen auf 175°C (350°F) vor und fetten Sie ein Muffinblech leicht mit Öl oder Kochspray ein.

2. Ei-Mischung vorbereiten:
- In einer Schüssel die Eier, Mandelmilch, Salz und Pfeffer verquirlen. Den Spinat, die Paprika und den gehackten Putenbacon unterrühren.

3. Muffinform füllen:
- Die Eimischung gleichmäßig in die Muffinförmchen gießen, dabei diese etwa zu ¾ füllen.

4. Backen:
- 12-15 Minuten backen oder bis die Muffins vollständig gestockt sind und oben goldbraun werden.

5. Servieren:
- Nach Belieben mit frischen Kräutern garnieren und warm servieren. Diese Muffins können auch im Kühlschrank aufbewahrt und später wieder erwärmt werden.

Kokosmehl-Waffeln mit Mandelbutter-Drizzle

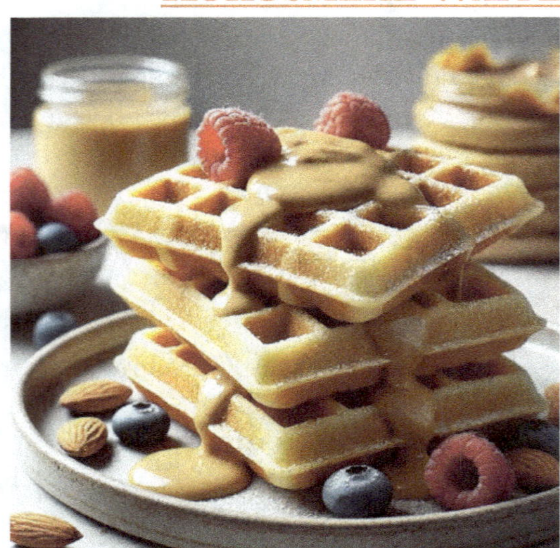

Vorbereitungszeit: 5 Minuten | **Kochzeit:** 10 Minuten | **Portionen:** 2 | **Nährwerte:** Kalorien: 350 | Protein: 12g | Kohlenhydrate: 15g | Fett: 28g

Zutaten

- ¼ Tasse (30g) Kokosmehl
- 2 große Eier
- ¼ Tasse (60ml) ungesüßte Mandelmilch
- 1 Esslöffel (15ml) geschmolzenes Kokosöl
- ½ Teelöffel (2,5ml) Vanilleextrakt
- ½ Teelöffel (2,5g) Backpulver
- Prise Salz
- 2 Esslöffel (30ml) Mandelbutter (zum Beträufeln)
- Frische Beeren zum Garnieren (optional)

Anleitung

1. Waffeleisen vorheizen:

- Heizen Sie Ihr Waffeleisen gemäß den Anweisungen des Herstellers vor.

2. Teig vorbereiten:

- In einer Schüssel Kokosmehl, Eier, Mandelmilch, Kokosöl, Vanilleextrakt, Backpulver und Salz glatt verquirlen.

3. Waffeln backen:

- Das Waffeleisen leicht mit Kokosöl einfetten. Den Teig in das Waffeleisen gießen und gemäß den Anweisungen des Herstellers (in der Regel 3-5 Minuten) backen, bis die Waffeln goldbraun und knusprig sind.

4. Servieren:

- Die Waffeln mit Mandelbutter beträufeln und nach Belieben mit frischen Beeren garnieren. Warm servieren.

Gematschtes Avocado-Toast auf glutenfreiem Brot

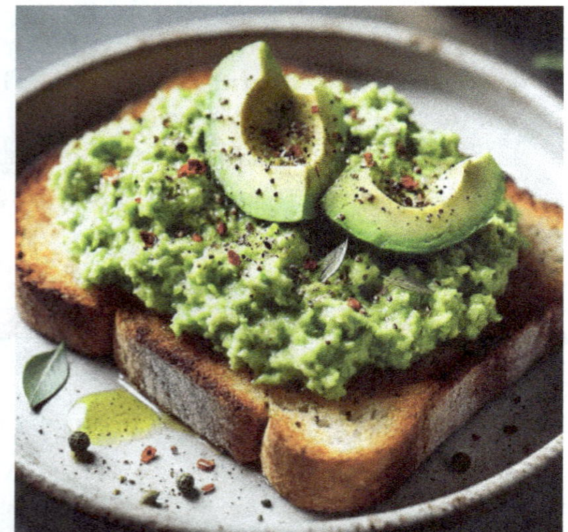

Vorbereitungszeit: 5 Minuten | **Kochzeit:** 5 Minuten | **Portionen:** 2 | **Nährwerte:** Kalorien: 250 | Protein: 6g | Kohlenhydrate: 20g | Fett: 18g

Zutaten

- 2 Scheiben glutenfreies Brot, getoastet
- 1 reife Avocado, zerdrückt
- 1 Teelöffel (5ml) Olivenöl
- Salz und Pfeffer nach Geschmack
- Rote Chiliflocken zum Garnieren (optional)

Anleitung

1. Brot toasten:

- Die glutenfreien Brotscheiben toasten, bis sie goldbraun und knusprig sind.

2. Avocado vorbereiten:

- In einer kleinen Schüssel die Avocado mit einer Gabel zerdrücken. Mit Olivenöl beträufeln und nach Geschmack mit Salz und Pfeffer würzen.

3. Toast anrichten:

- Die zerdrückte Avocado gleichmäßig auf die getoasteten Brotscheiben verteilen. Nach Belieben mit roten Chiliflocken bestreuen, um zusätzlichen Geschmack zu verleihen.

- Sofort servieren, solange der Toast warm und die Avocado frisch ist.

4. Servieren:

GRIECHISCHES JOGHURT-PARFAIT MIT GLUTENFREIEM GRANOLA UND HONIG

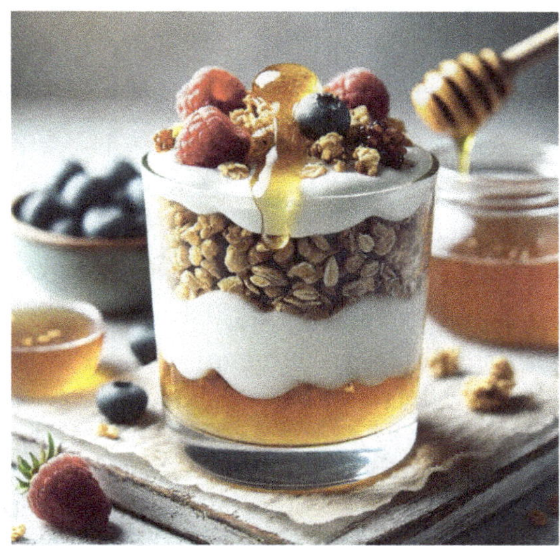

Zutaten
- 1 Tasse (240g) griechischer Joghurt
- ½ Tasse (50g) glutenfreies Granola
- 2 Esslöffel (30ml) Honig
- Frische Beeren (optional, zum Garnieren)

Anleitung

1. Zutaten schichten:
- In zwei Glasbecher jeweils die Hälfte des griechischen Joghurts einfüllen, gefolgt von einer Schicht glutenfreiem Granola. Einen Esslöffel Honig darüberträufeln.

2. Endschichten hinzufügen:
- Den Schichtprozess wiederholen, indem Sie eine weitere Schicht griechischen Joghurt, Granola und Honig hinzufügen.

3. Garnieren und servieren:
- Nach Belieben mit frischen Beeren garnieren. Sofort servieren und genießen.

Vorbereitungszeit: 5 Minuten | **Portionen:** 2 | **Nährwerte:** Kalorien: 280 | Protein: 12g | Kohlenhydrate: 30g | Fett: 10g

---

ZUCCHINI- UND KAROTTEN-PUFFS MIT POCHIERTE EIER

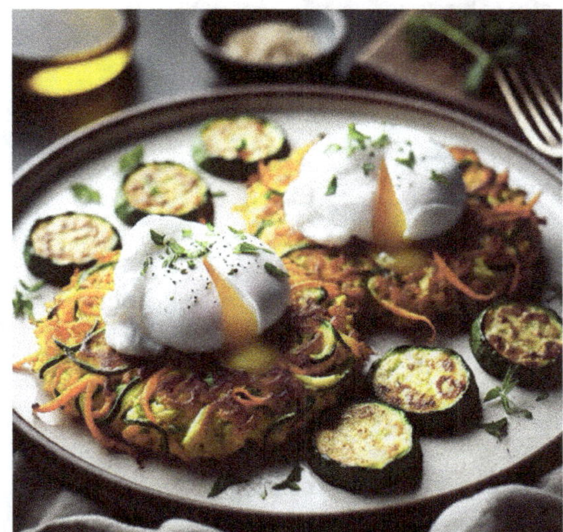

Zutaten
- 1 mittelgroße Zucchini, gerieben
- 1 mittelgroße Karotte, gerieben
- 2 große Eier
- ¼ Tasse (30g) Mandelmehl
- 1 Esslöffel (15ml) Olivenöl
- Salz und Pfeffer nach Geschmack
- Frische Kräuter zum Garnieren (optional)

Für die pochierten Eier:
- 2 große Eier
- 1 Esslöffel (15ml) Essig (zum Pochieren)

Anleitung

1. Die Puff-Rezeptur vorbereiten:
- In einer Schüssel die geriebene Zucchini, Karotte, Eier, Mandelmehl, Salz und Pfeffer vermischen. Olivenöl in einer Pfanne bei mittlerer Hitze erhitzen.

2. Puff braten:

Vorbereitungszeit: 10 Minuten | **Kochzeit:** 15 Minuten | **Portionen:** 2 | **Nährwerte:** Kalorien: 320 | **Protein:** 14g | **Kohlenhydrate:** 18g | Fett: 22g

- Esslöffel der Mischung in die Pfanne geben und leicht flach drücken. 3-4 Minuten pro Seite braten, bis die Puff goldbraun und knusprig sind. Vom Herd nehmen und beiseite stellen.

3. Eier pochieren:
- Einen kleinen Topf mit Wasser zum Simmern bringen und den Essig hinzufügen.

Ein Ei in eine kleine Schüssel schlagen und vorsichtig ins Wasser gleiten lassen. 3-4 Minuten kochen, bis das Eiweiß gestockt ist, aber das Eigelb noch flüssig ist. Mit dem zweiten Ei wiederholen.

4. Servieren:
- Die Puff mit den pochierten Eiern toppen und mit frischen Kräutern garnieren. Sofort servieren.

KOKOSMILCH-SMOOTHIE MIT SPINAT, BANANE UND MANDELN

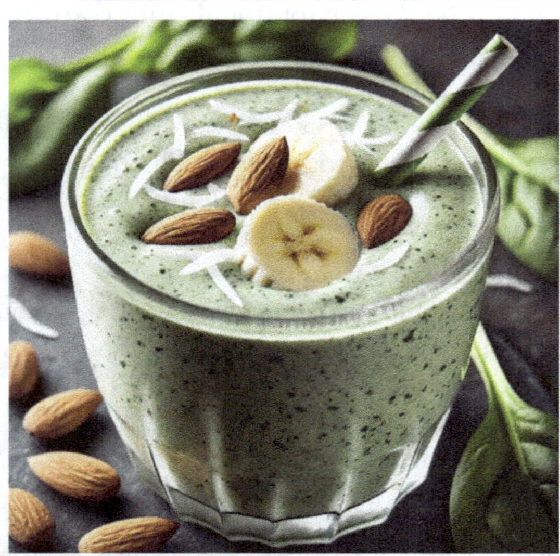

Vorbereitungszeit: 5 Minuten | **Portionen:** 2 | **Nährwerte:** Kalorien: 220 | Protein: 5g | Kohlenhydrate: 30g | Fett: 10g

Zutaten
- 1 Tasse (240ml) ungesüßte Kokosmilch
- 1 Banane
- 1 Handvoll frischer Spinat
- 2 Esslöffel (30g) Mandeln
- 1 Teelöffel (5ml) Honig (optional)

Anleitung
1. Zutaten mixen:
- Geben Sie die Kokosmilch, Banane, Spinat, Mandeln und den Honig (falls verwendet) in einen Mixer. Mixen Sie, bis der Smoothie glatt und cremig ist.

2. Servieren:
- Den Smoothie in zwei Gläser gießen und sofort genießen für ein erfrischendes und nahrhaftes Getränk.

GEBACKENE EIER MIT PILZEN, GRÜNKOHL UND SÜSSKARTOFFELN

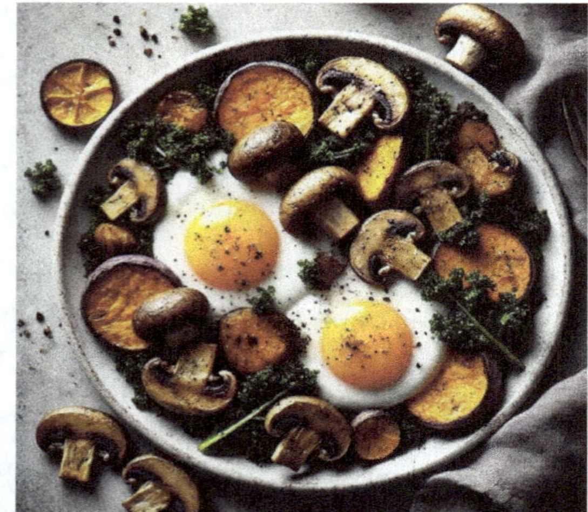

Vorbereitungszeit: 10 Minuten | **Kochzeit:** 15 Minuten | **Portionen:** 2 | **Nährwerte:** Kalorien: 320 | Protein: 12g | Kohlenhydrate: 25g | Fett: 18g

Zutaten
- 2 große Eier
- 1 mittelgroße Süßkartoffel, gewürfelt
- 1 Tasse (150g) Pilze, in Scheiben geschnitten
- 1 Tasse (30g) Grünkohl, gehackt
- 1 Esslöffel (15ml) Olivenöl
- Salz und Pfeffer nach Geschmack

Anleitung
1. Gemüse vorbereiten:
- Den Ofen auf 175°C (350°F) vorheizen. In einer Pfanne das Olivenöl erhitzen und die Süßkartoffeln und Pilze anbraten, bis sie zart sind, etwa 8 Minuten. Den Grünkohl

hinzufügen und 2 Minuten weiterbraten, bis er leicht welk wird.

2. Eier backen:

- Die angebratenen Gemüse in eine ofenfeste Form geben. Mit einem Löffel zwei Vertiefungen in der Mischung machen und jeweils ein Ei in jede Vertiefung schlagen. 7-10 Minuten backen oder bis die Eier nach Ihrem Geschmack gegart sind.

3. Servieren:

- Mit Salz und Pfeffer würzen und warm servieren.

TACOS MIT RÜHR-EIERN UND SALSA

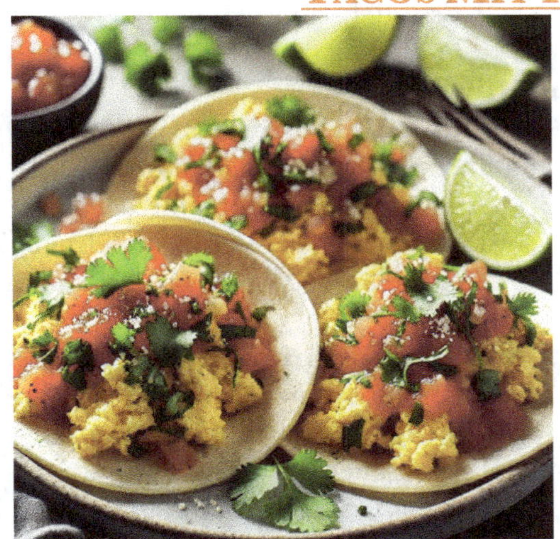

Vorbereitungszeit: 5 Minuten | **Kochzeit:** 10 Minuten | **Portionen:** 2 | **Nährwerte:** Kalorien: 250 | Protein: 12g | Kohlenhydrate: 20g | Fett: 12g

Zutaten

- 2 kleine glutenfreie Tortillas
- 3 große Eier, verrührt
- ¼ Tasse (60ml) Salsa
- Frischer Koriander zum Garnieren
- Limettenspalten zum Servieren

Anleitung

1. Eier zubereiten:

- In einer beschichteten Pfanne die Eier bei mittlerer Hitze verrühren, bis sie locker und fluffig sind. Die Salsa hinzufügen und gut vermengen.

2. Tacos zusammenstellen:

- Die glutenfreien Tortillas in einer trockenen Pfanne 1-2 Minuten erwärmen, dann die Rühreier gleichmäßig auf den Tortillas verteilen.

3. Servieren:

- Die Tacos mit frischem Koriander garnieren und mit Limettenspalten servieren.

ÜBERNACHT-HAFERFLOCKEN MIT MANDELMILCH, CHIASAMEN UND BEEREN

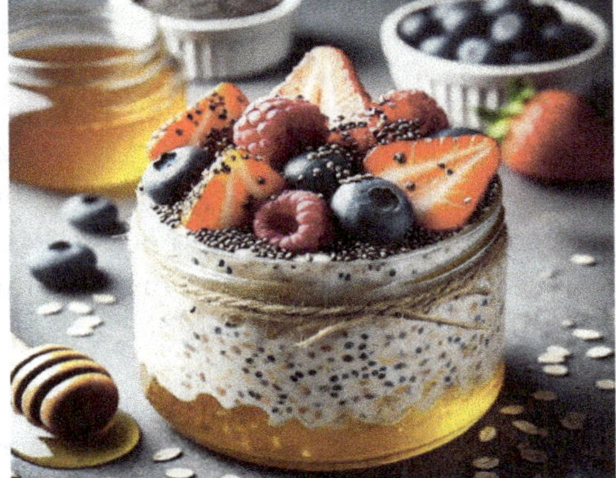

Vorbereitungszeit: 5 Minuten | **Kühlzeit:** Über Nacht | **Portionen:** 2 | **Nährwerte:** Kalorien: 280 | Protein: 8g | Kohlenhydrate: 40g | Fett: 10g

Zutaten

- ½ Tasse (45g) glutenfreie Haferflocken
- 1 Tasse (240ml) ungesüßte Mandelmilch
- 1 Esslöffel (15g) Chiasamen
- Frische Beeren (Erdbeeren, Blaubeeren) zum Garnieren
- 1 Esslöffel (15ml) Honig oder Ahornsirup (optional)

Anleitung

1. Haferflocken vorbereiten:

- In einem Glas oder einer Schüssel die Haferflocken, Mandelmilch, Chiasamen und Honig (falls verwendet) kombinieren. Gut umrühren, um alles zu vermengen.

2. Über Nacht kühlen:

- Abdecken und über Nacht im Kühlschrank lassen oder mindestens 4 Stunden kühlen, damit die Haferflocken die Flüssigkeit aufnehmen und eindicken.

3. Servieren:

- Am Morgen die Haferflocken umrühren und mit frischen Beeren garnieren, bevor Sie sie servieren

ZIMT-GEWÜRZTE APFEL - UND BIRNEN-SMOOTHIE-BOWL

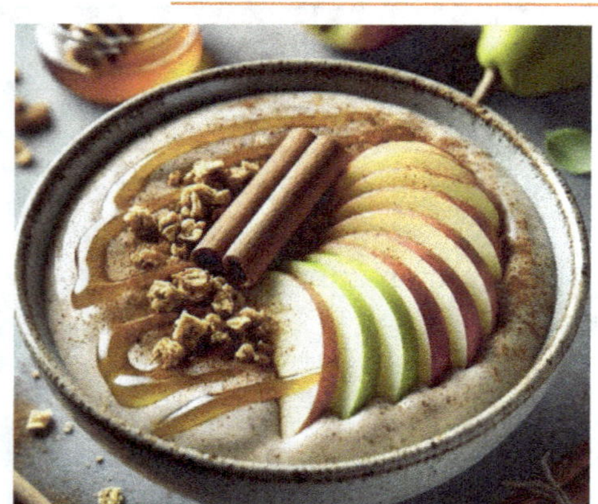

Vorbereitungszeit: 5 Minuten | **Portionen:** 2 | **Nährwerte:** Kalorien: 250 | Protein: 5g | Kohlenhydrate: 45g | Fett: 6g

Zutaten

- 1 Apfel, in Scheiben geschnitten
- 1 Birne, in Scheiben geschnitten
- 1 Tasse (240ml) ungesüßte Mandelmilch
- ½ Teelöffel gemahlener Zimt
- ½ Tasse (50g) Granola (glutenfrei)
- 1 Esslöffel (15ml) Honig oder Ahornsirup (optional)

Anleitung

1. Smoothie-Basis mixen:

- In einem Mixer die Hälfte der Apfelscheiben, die Hälfte der Birnenscheiben, Mandelmilch und Zimt kombinieren. Mixen, bis der Smoothie glatt ist.

2. Die Schale zusammenstellen:

- Den Smoothie gleichmäßig auf zwei Schalen verteilen. Mit den restlichen Apfel- und Birnenscheiben belegen.

3. Toppings hinzufügen:

- Mit Granola bestreuen und nach Belieben mit Honig oder Ahornsirup beträufeln. Sofort servieren.

HERZHAFTE QUINOA-FRÜHSTÜCKSSCHALE MIT AVOCADO UND GRÜNEM GEMÜSE

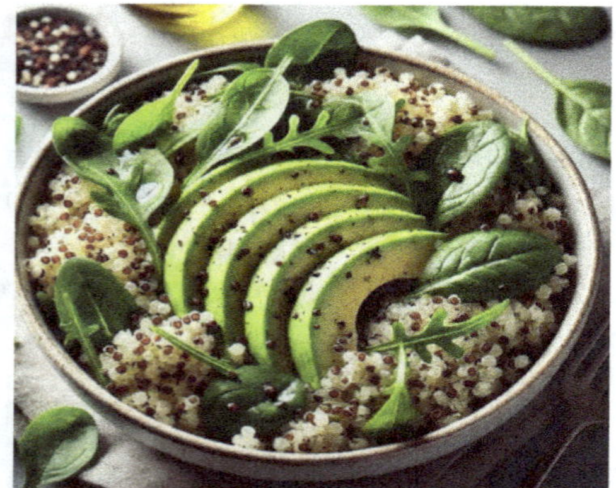

Vorbereitungszeit: 5 Minuten | **Kochzeit:** 15 Minuten | **Portionen:** 2 | **Nährwerte:** Kalorien: 320 | Protein: 10g | Kohlenhydrate: 40g | Fett: 12g

Zutaten

- ½ Tasse (90g) Quinoa, abgespült
- 1 Tasse (240ml) Wasser
- 1 Avocado, in Scheiben geschnitten
- 1 Tasse frischer Spinat oder Rucola
- 1 Esslöffel (15ml) Olivenöl
- Salz und Pfeffer nach Geschmack

Anleitung

1. Quinoa kochen:

- In einem kleinen Topf das Wasser zum Kochen bringen, die Quinoa hinzufügen, die Hitze reduzieren und etwa 12-15 Minuten köcheln lassen, bis die Quinoa zart ist und das Wasser aufgenommen wurde.

2. Schale zusammenstellen:

- Die Quinoa gleichmäßig auf zwei Schalen verteilen. Mit frischem Spinat oder Rucola und Avocadoscheiben belegen.

3. Geschmack hinzufügen:

- Mit Olivenöl beträufeln, mit Salz und Pfeffer würzen und sofort servieren.

BANANEN-NUSSMUFFINS

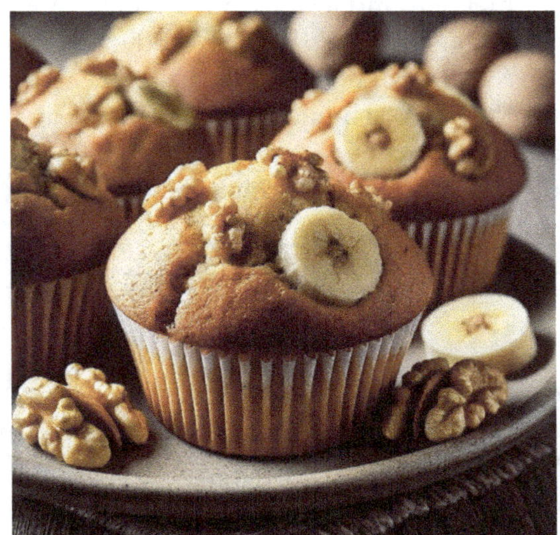

Vorbereitungszeit: 10 Minuten | **Kochzeit:** 20 Minuten | **Portionen:** 6 Muffins | **Nährwerte:** Kalorien: 250 pro Muffin | Protein: 5g | Kohlenhydrate: 30g | Fett: 12g

Zutaten

- 2 reife Bananen, zerdrückt
- 1 Tasse (120g) glutenfreies Mehl
- ½ Tasse (60g) Walnüsse, gehackt
- 2 große Eier
- ¼ Tasse (60ml) ungesüßte Mandelmilch
- 1 Esslöffel (15ml) Honig oder Ahornsirup
- 1 Teelöffel (5ml) Vanilleextrakt
- 1 Teelöffel (5g) Backpulver
- Prise Salz

Anleitung

1. Ofen vorheizen:

- Den Ofen auf 175°C (350°F) vorheizen und ein Muffinblech mit Papierförmchen auslegen.

2. Teig vorbereiten:

- In einer Schüssel die zerdrückten Bananen, Eier, Mandelmilch, Honig und Vanilleextrakt vermengen. In einer separaten Schüssel das glutenfreie Mehl, Backpulver und Salz miteinander vermischen.

3. Zutaten kombinieren:

- Die trockenen Zutaten nach und nach zu den feuchten Zutaten geben und umrühren, bis sie gut vermengt sind. Die gehackten Walnüsse unterheben.

4. Backen:

- Den Teig gleichmäßig in die Muffinförmchen füllen, dabei etwa ¾ voll machen. 18-20 Minuten backen, oder bis ein Zahnstocher, der in die Mitte gesteckt wird, sauber herauskommt.

5. Servieren:

- Die Muffins etwas abkühlen lassen, bevor Sie sie servieren.

SHAKSHUKA MIT PAPRIKA UND ZUCCHINI

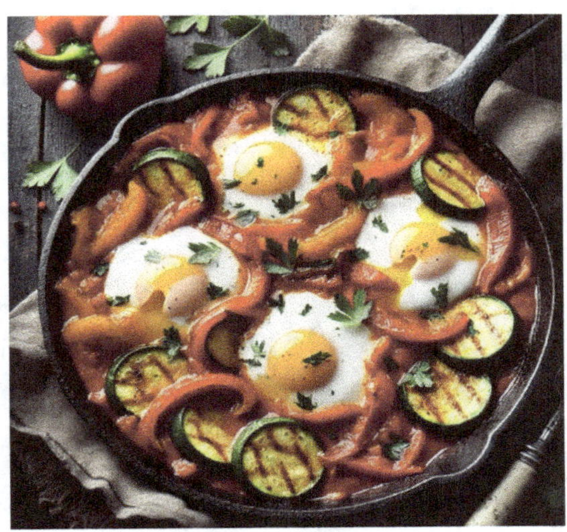

Vorbereitungszeit: 10 Minuten | **Kochzeit:** 15 Minute | **Portionen:** 2 | **Nährwerte:** Kalorien: 320 | Protein: 12g Kohlenhydrate: 25g | Fett: 18g

Zutaten

- 2 große Eier
- 1 rote Paprika, in Scheiben geschnitten
- 1 kleine Zucchini, in Scheiben geschnitten
- 1 Dose (400g) gewürfelte Tomaten
- 1 Esslöffel (15ml) Olivenöl
- 1 Teelöffel Paprika
- 1 Teelöffel Kreuzkümmel
- Salz und Pfeffer nach Geschmack
- Frische Petersilie zum Garnieren

Anleitung

1. Sauce zubereiten:

- In einer Pfanne das Olivenöl bei mittlerer Hitze erhitzen. Die geschnittene Paprika und Zucchini hinzufügen und 5 Minuten anbraten. Die gewürfelten Tomaten, Paprika, Kreuzkümmel, Salz und Pfeffer hinzufügen. 5 Minuten köcheln lassen, bis die Sauce etwas eingedickt ist.

2. Eier pochieren:

- Zwei kleine Vertiefungen in der Sauce machen und jeweils ein Ei in jede Vertiefung schlagen. Die Pfanne abdecken und 5-7 Minuten kochen, oder bis die Eier nach Ihrem Geschmack pochiert sind.

3. Servieren:

- Mit frischer Petersilie garnieren und warm servieren

RÜHR-TOFU MIT SPINAT UND CHERRYTOMATEN

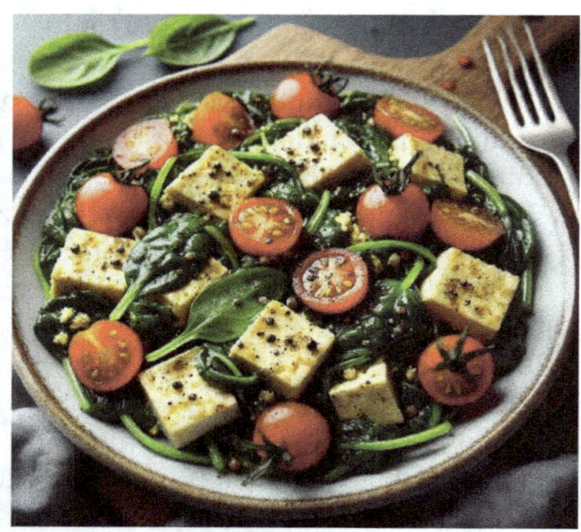

Vorbereitungszeit: 5 Minuten | **Kochzeit:** 10 Minuten | **Portionen:** 2 | **Nährwerte:** Kalorien: 180 | Protein: 12g | Kohlenhydrate: 10g | Fett: 10g

Zutaten

- 1 Block (200g) fester Tofu, zerkrümelt
- 1 Tasse frischer Spinat, gehackt
- ½ Tasse (75g) Cherrytomaten, halbiert
- 1 Esslöffel (15ml) Olivenöl
- ½ Teelöffel Kurkuma (optional, für die Farbe)
- Salz und Pfeffer nach Geschmack
- Frische Kräuter zum Garnieren (optional)

Anleitung

1. Gemüse anbraten:

- In einer Pfanne das Olivenöl bei mittlerer Hitze erhitzen. Den Spinat und die Cherrytomaten hinzufügen und 2-3 Minuten kochen, bis der Spinat welk wird.

2. Tofu anbraten:

- Den zerkrümelten Tofu in die Pfanne geben. Mit Kurkuma, Salz und Pfeffer würzen. Umrühren und 5-7 Minuten kochen, bis der Tofu durchgeheizt und leicht gebräunt ist.

3. Servieren:

- Nach Belieben mit frischen Kräutern garnieren und warm servieren.

Kapitel 5: Mittagsrezepte

GEGRILLTER HÄHNCHENSALAT MIT AVOCADO UND ZITRONENDRESSING

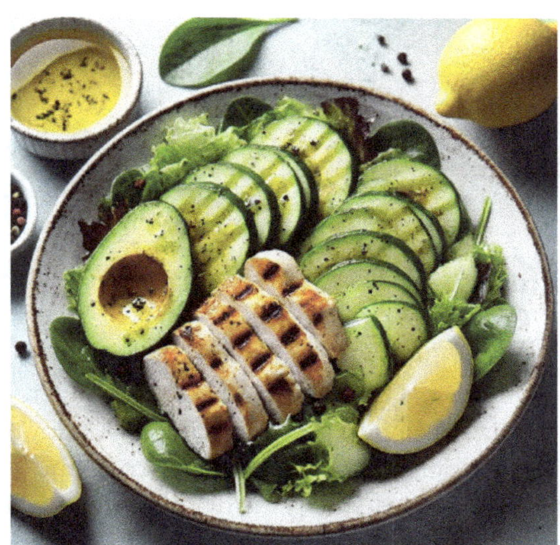

Vorbereitungszeit: 10 Minuten | **Kochzeit:** 15 Minuten | **Portionen:** 2 | **Nährwerte:** Kalorien: 450 | Protein: 30g | Kohlenhydrate: 12g | Fett: 32g

Zutaten

2 Hähnchenbrustfilets ohne Knochen und Haut
1 Avocado, in Scheiben geschnitten
4 Tassen gemischtes Blattgemüse (Rucola, Spinat, etc.)
1 Gurke, in Scheiben geschnitten
1 Esslöffel Olivenöl (zum Grillen)
Salz und Pfeffer nach Geschmack

Für das Zitronendressing:

2 Esslöffel Olivenöl
1 Esslöffel Zitronensaft
1 Teelöffel Dijon-Senf
Salz und Pfeffer nach Geschmack

Anleitung

1. **Hähnchen grillen:**
   Die Hähnchenbrustfilets mit Olivenöl, Salz und Pfeffer würzen. Bei mittlerer Hitze etwa 6-7 Minuten auf jeder Seite grillen, bis sie durchgegart sind. Das Hähnchen ruhen lassen, dann in Scheiben schneiden.
2. **Salat vorbereiten:**
   In einer großen Schüssel das gemischte Blattgemüse, die Gurken- und Avocadoscheiben vermengen.
3. **Dressing zubereiten:**
   Olivenöl, Zitronensaft, Dijon-Senf, Salz und Pfeffer in einer kleinen Schüssel verquirlen.
4. **Salat anrichten:**
   Die gegrillten Hähnchenscheiben auf den Salat legen und mit dem Zitronendressing beträufeln. Sofort servieren.

GLUTENFREIES QUINOA-TABBOULEH MIT FRISCHEN KRÄUTERN

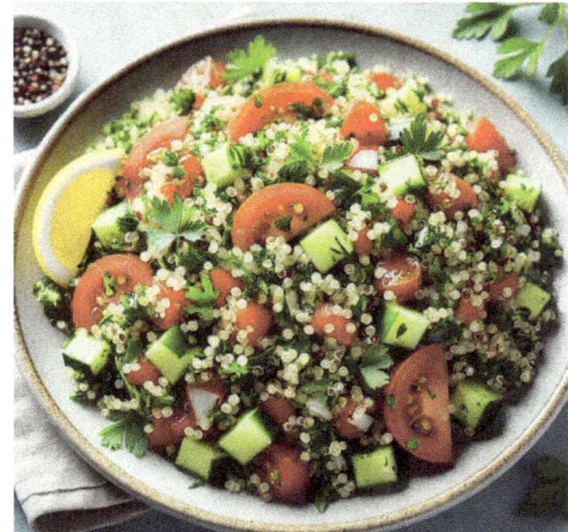

Vorbereitungszeit: 10 Minuten | **Kochzeit:** 15 Minuten | **Portionen:** 2 | **Nährwerte:** Kalorien: 240 | Protein: 6g | Kohlenhydrate: 30g | Fett: 12g

Zutaten

- 1 Tasse (180g) gekochte Quinoa
- 1 Tasse (150g) gewürfelte Tomaten
- 1 Gurke, gewürfelt
- ¼ Tasse frische Petersilie, gehackt
- ¼ Tasse frische Minze, gehackt
- 2 Esslöffel Olivenöl
- 1 Esslöffel Zitronensaft
- Salz und Pfeffer nach Geschmack

Anleitung

1. **Quinoa zubereiten:**
   Die Quinoa gemäß den Anweisungen auf der Verpackung kochen. Abkühlen lassen, bis sie Zimmertemperatur erreicht hat.
2. **Salat mischen:**
   In einer großen Schüssel die gekochte Quinoa, Tomaten, Gurke, Petersilie und Minze vermengen.
3. **Dressing zubereiten:**
   In einer kleinen Schüssel das Olivenöl, Zitronensaft, Salz und Pfeffer verquirlen.
4. **Vermengen und servieren:**
   Das Dressing über die Quinoa-Mischung

träufeln und gut vermengen. Kalt oder bei
Zimmertemperatur servieren.

ZUCCHININUDELN MIT PESTO UND GEGRILLTEN GARNELEN

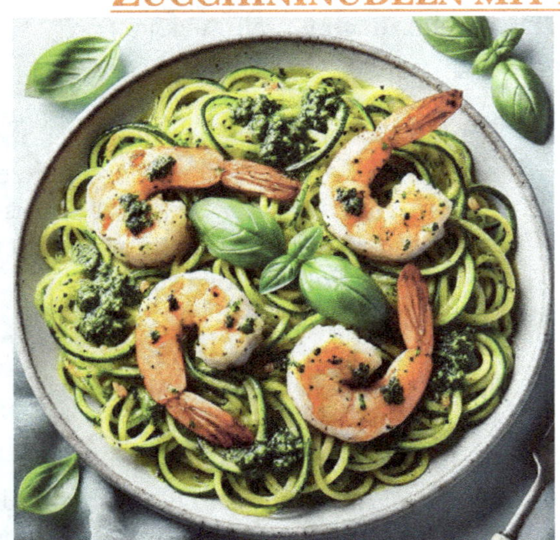

Vorbereitungszeit: 10 Minuten | **Kochzeit:** 15
Minuten | **Portionen:** 2 | **Nährwerte:** Kalorien:
300 | Protein: 22g | Kohlenhydrate: 10g | Fett: 20g

Zutaten
- 2 mittelgroße Zucchini, spiralisiert zu Nudeln
- 12 große Garnelen, geschält und entdarmt
- 2 Esslöffel Olivenöl
- ¼ Tasse (60g) Pesto (hausgemacht oder gekauft)
- Frische Basilikumblätter zur Garnierung
- Salz und Pfeffer nach Geschmack

Anleitung

1. **Garnelen grillen:**
   1 Esslöffel Olivenöl in einer Pfanne bei
   mittlerer Hitze erhitzen. Die Garnelen mit
   Salz und Pfeffer würzen und 2-3 Minuten
   auf jeder Seite grillen, bis sie rosa und
   durchgegart sind. Aus der Pfanne nehmen
   und beiseitestellen.

2. **Zucchininudeln anbraten:**
   In derselben Pfanne den verbleibenden
   Esslöffel Olivenöl hinzufügen und die
   Zucchininudeln 2-3 Minuten anbraten, bis
   sie leicht zart, aber noch fest sind.

3. **Mit Pesto vermengen:**
   Das Pesto zu den Zucchininudeln geben und
   gut vermengen, sodass es gleichmäßig
   verteilt ist.

4. **Servieren:**
   Die Zucchininudeln auf zwei Teller
   verteilen, mit den gegrillten Garnelen
   belegen und mit frischen Basilikumblättern
   garnieren. Sofort servieren.

PUTEN- UND SÜßKARTOFFEL-WRAPS IN SALATBLÄTTERN

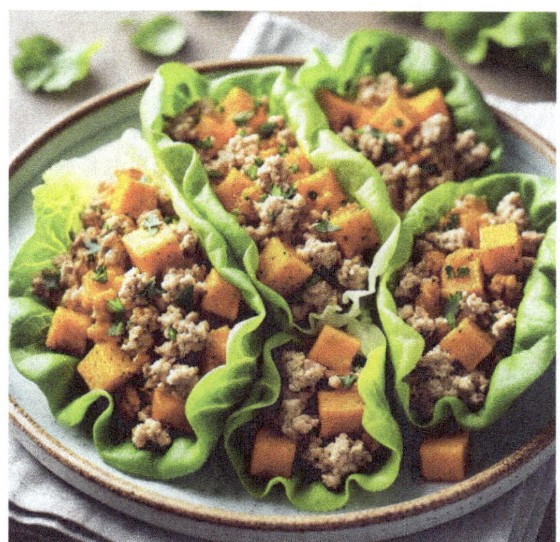

Vorbereitungszeit: 10 Minuten | **Kochzeit:** 15 Minuten | **Portionen:** 2 | **Nährwerte:** Kalorien: 350 | Protein: 25g | Kohlenhydrate: 25g | Fett: 15g

Zutaten

- 200g gemahlenes Putenfleisch
- 1 kleine Süßkartoffel, gewürfelt
- 8 große Salatblätter (zum Wickeln)
- 1 Esslöffel Olivenöl
- Salz und Pfeffer nach Geschmack
- Frische Kräuter zur Garnierung (optional)

Anleitung

1. **Süßkartoffeln kochen:**
   In einer Pfanne das Olivenöl bei mittlerer Hitze erhitzen. Die gewürfelte Süßkartoffel hinzufügen und 8-10 Minuten anbraten, bis sie weich ist.
2. **Pute kochen:**
   In derselben Pfanne das gemahlene Putenfleisch hinzufügen und mit Salz und Pfeffer würzen. 6-8 Minuten kochen, bis es vollständig durchgegart und gebräunt ist.
3. **Wraps zusammenstellen:**
   Die Salatblätter auslegen und die Puten- und Süßkartoffelmischung auf jedes Blatt geben.
4. **Servieren:**
   Mit frischen Kräutern garnieren, wenn gewünscht, und sofort servieren.

KICHERERBSENSALAT MIT GURKE, TOMATEN UND TAHINI-DRESSING

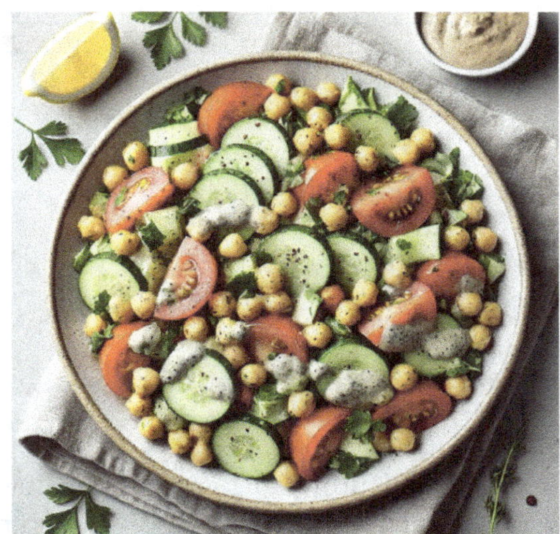

Vorbereitungszeit: 10 Minuten | **Portionen:** 2 | **Nährwerte:** Kalorien: 320 | Protein: 12g | Kohlenhydrate: 40g | Fett: 14g

Zutaten

- 1 Dose (400g) Kichererbsen, abgetropft und abgespült
- 1 Gurke, gewürfelt
- 1 Tasse (150g) Kirschtomaten, halbiert
- ¼ Tasse frische Petersilie, gehackt

Für das Tahini-Dressing:

- 2 Esslöffel Tahini
- 1 Esslöffel Zitronensaft
- 1 Esslöffel Olivenöl
- 1 Knoblauchzehe, fein gehackt
- Salz und Pfeffer nach Geschmack

Anleitung

1. **Salat zubereiten:**
   In einer großen Schüssel die Kichererbsen, die gewürfelte Gurke, Kirschtomaten und Petersilie vermengen.
2. **Dressing zubereiten:**
   In einer kleinen Schüssel Tahini, Zitronensaft, Olivenöl, Knoblauch, Salz und Pfeffer gut miteinander verquirlen.
3. **Vermengen und servieren:**
   Das Tahini-Dressing über den Salat gießen und gut vermengen. Sofort mit

Zitronenscheiben servieren, wenn
gewünscht.

GEGRILLTER LACHS MIT AVOCADO-SALSA

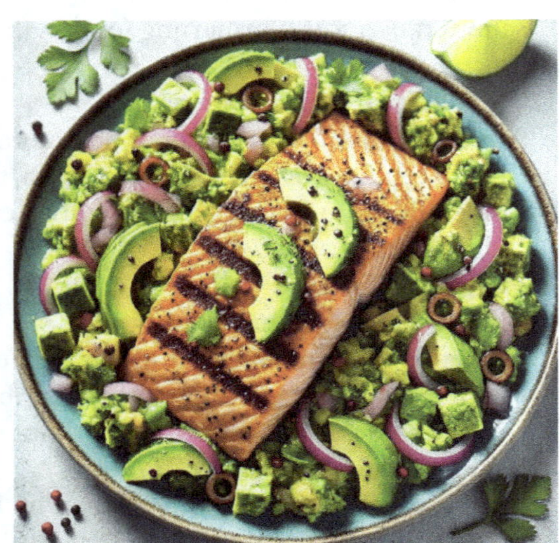

Vorbereitungszeit: 10 Minuten | **Kochzeit:** 15 Minuten | **Portionen:** 2 | **Nährwerte:**
Kalorien: 400 | Protein: 35g | Kohlenhydrate: 12g | Fett: 25g

Zutaten
- 2 Lachsfilets (ca. 150g jedes)
- 1 Esslöffel Olivenöl
- Salz und Pfeffer nach Geschmack

Für die Avocado-Salsa:
- 1 Avocado, gewürfelt
- ¼ Tasse rote Zwiebel, fein gehackt
- 1 Esslöffel frischer Koriander, gehackt
- 1 Esslöffel Limettensaft
- Salz und Pfeffer nach Geschmack

Anleitung
1. **Lachs grillen:**
   Den Grill auf mittlere Hitze vorheizen. Die Lachsfilets mit Olivenöl bestreichen und mit Salz und Pfeffer würzen. Den Lachs 4-5 Minuten pro Seite grillen, oder bis der Fisch durchgegart ist und eine knusprige Außenschicht hat.
2. **Avocado-Salsa zubereiten:**
   In einer kleinen Schüssel die gewürfelte Avocado, rote Zwiebel, Koriander, Limettensaft, Salz und Pfeffer vermengen. Sanft umrühren.
3. **Servieren:**
   Die gegrillten Lachsfilets auf einem Teller anrichten und mit der frischen Avocado-Salsa toppen. Sofort servieren

SPAGHETTI-KÜRBIS MIT KNOBLAUCH UND OLIVENÖL

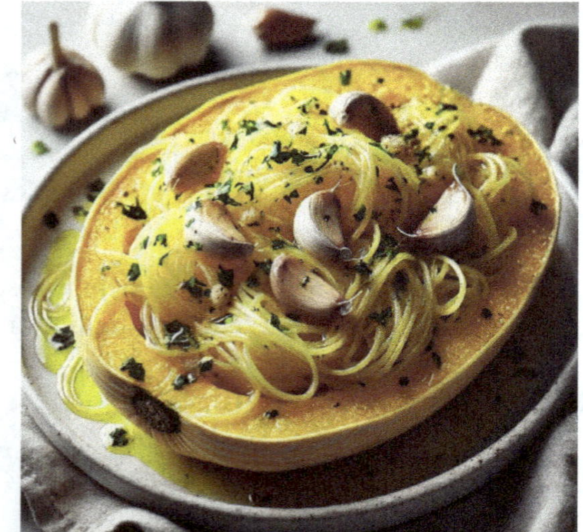

Vorbereitungszeit: 10 Minuten | **Kochzeit:** 20 Minuten | **Portionen:** 2 | **Nährwerte:** Kalorien: 180 | Protein: 3g | Kohlenhydrate: 25g | Fett: 10g

Zutaten
- 1 kleiner Spaghetti-Kürbis
- 2 Esslöffel Olivenöl
- 2 Knoblauchzehen, gehackt
- Salz und Pfeffer nach Geschmack
- Frische Petersilie zum Garnieren

Anleitung
1. **Spaghetti-Kürbis kochen:**
   Den Ofen auf 200°C (400°F) vorheizen. Den Spaghetti-Kürbis der Länge nach halbieren und die Samen entfernen. Die Hälften mit der Schnittfläche nach unten auf ein Backblech legen und 20 Minuten oder bis sie weich sind rösten.
2. **Knoblauch-Öl zubereiten:**
   In einer kleinen Pfanne das Olivenöl bei mittlerer Hitze erhitzen. Den gehackten Knoblauch hinzufügen und 1-2 Minuten

anbraten, bis er duftet, aber nicht braun wird.

3. **Das Gericht anrichten:**
   Mit einer Gabel den Spaghetti-Kürbis in

Stränge kratzen. Mit dem Knoblauch-Olivenöl beträufeln, mit Salz und Pfeffer würzen und mit frischer Petersilie garnieren. Warm servieren.

GEBRATENER BLUMENKOHLREIS MIT HÄHNCHEN UND GEMÜSE

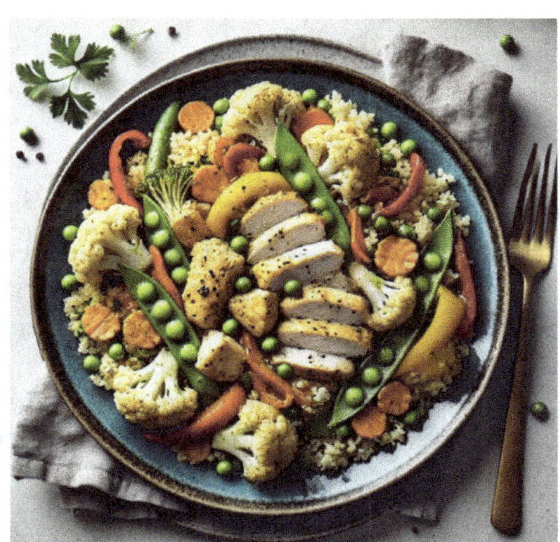

Vorbereitungszeit: 10 Minuten | **Kochzeit:** 15 Minuten | **Portionen:** 2 | **Nährwerte:** Kalorien: 320 | Protein: 25g | Kohlenhydrate: 18g | Fett: 15g

Zutaten
- 1 Tasse Blumenkohlreis
- 200g Hähnchenbrust, gewürfelt
- 1 rote Paprika, in Scheiben geschnitten
- 1 Karotte, in Streifen geschnitten
- ½ Tasse Zuckerschoten
- 1 Esslöffel Olivenöl
- 2 Esslöffel tamari Sauce ohne Soja (oder Kokos-Aminos)
- Frische Kräuter zum Garnieren (optional)

Anleitung

1. **Hähnchen anbraten:**
   In einer großen Pfanne das Olivenöl bei mittlerer Hitze erhitzen. Das gewürfelte Hähnchen hinzufügen und 5-6 Minuten anbraten, bis es durchgegart und goldbraun ist.

2. **Gemüse hinzufügen:**
   Paprika, Karotten und Zuckerschoten in die Pfanne geben. Weitere 3-4 Minuten braten, bis das Gemüse zart ist.

3. **Blumenkohlreis einrühren:**
   Blumenkohlreis und tamari Sauce hinzufügen. Weitere 3 Minuten kochen, dabei gelegentlich umrühren, bis alles gut vermischt und durchgewärmt ist.

4. **Servieren:**
   Nach Belieben mit frischen Kräutern garnieren und sofort servieren.

THUNFISCHSALAT MIT OLIVENÖL UND FRISCHEM DILL (LETTUCE-WRAPS)

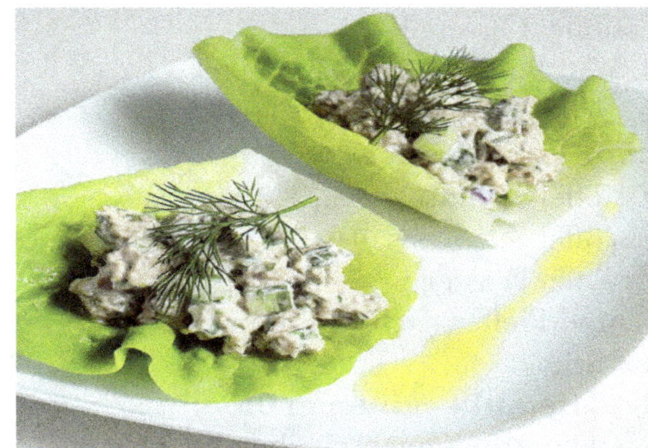

Vorbereitungszeit: 10 Minuten | **Portionen:** 2 | **Nährwerte:** Kalorien: 280 | Protein: 24g | Kohlenhydrate: 8g | Fett: 16g

Zutaten
- 1 Dose (150g) Thunfisch in Wasser, abgetropft
- 1 Gurke, gewürfelt
- 2 Esslöffel rote Zwiebel, fein gehackt
- 2 Esslöffel Olivenöl
- 1 Esslöffel frischer Dill, gehackt
- 8 große Salatblätter (für Wraps)
- Salz und Pfeffer nach Geschmack

Anleitung

1. **Den Thunfischsalat zubereiten:**
   In einer Schüssel den abgetropften Thunfisch, Gurke, rote Zwiebel, Olivenöl und frischen Dill vermengen. Mit Salz und Pfeffer abschmecken.

2. **Die Lettuce-Wraps zusammenstellen:**
Die Salatblätter auslegen und die
Thunfischsalat-Mischung auf jedes Blatt
geben.

3. **Servieren:**
Nach Belieben mit zusätzlichem Olivenöl
beträufeln und sofort servieren

TURKEY CLUB SANDWICH MIT AVOCADO-MAYONNAISE

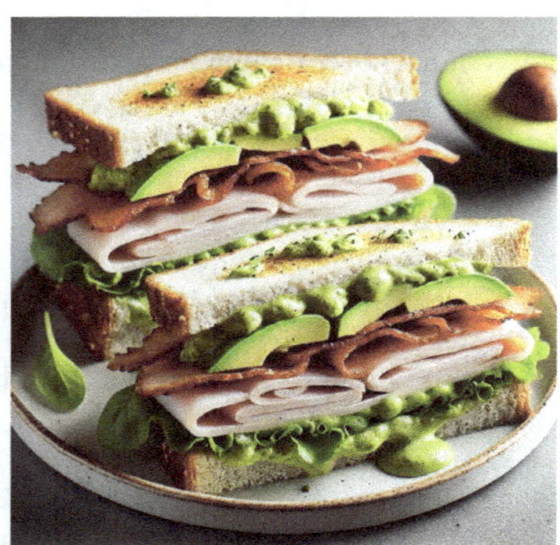

Vorbereitungszeit: 10 Minuten | **Portionen:** 2
| **Nährwerte:** Kalorien: 400 | Protein: 25g |
Kohlenhydrate: 24g | Fett: 24g

Zutaten
- 4 Scheiben glutenfreies Brot, getoastet
- 4 Scheiben Putenbrust
- 2 Scheiben Speck, gebraten
- 1 Avocado, zerdrückt
- 2 Esslöffel Mayonnaise
- 4 Salatblätter
- Salz und Pfeffer nach Geschmack

Anleitung
1. **Die Avocado-Mayonnaise zubereiten:**
In einer kleinen Schüssel die zerdrückte
Avocado mit der Mayonnaise vermengen.
Mit Salz und Pfeffer abschmecken.
2. **Das Sandwich zusammenstellen:**
Die Avocado-Mayonnaise auf zwei Scheiben
glutenfreiem Brot verteilen. Mit
Putenbrustscheiben, Speck und Salat
belegen. Mit den restlichen Brotscheiben
bedecken.
3. **Servieren:**
Das Sandwich in der Mitte durchschneiden
und sofort servieren.

GEGRILLTE AUBERGINEN MIT QUINOA UND TAHINISAUCE

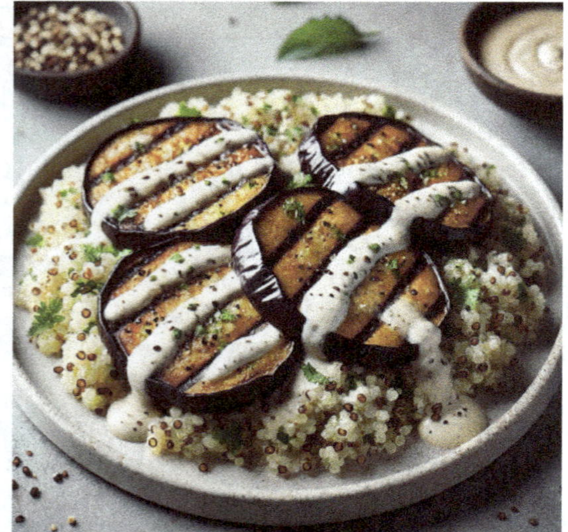

Vorbereitungszeit: 10 Minuten | **Kochzeit:** 15
Minuten | **Portionen:** 2 | **Nährwerte:** Kalorien:
300 | Protein: 10g | Kohlenhydrate: 35g | Fett: 14g

Zutaten
- 2 kleine Auberginen, in Scheiben geschnitten
- 1 Tasse gekochte Quinoa
- 2 Esslöffel Olivenöl
- Salz und Pfeffer nach Geschmack
- Frische Kräuter zum Garnieren

Für die Tahinisauce:
- 2 Esslöffel Tahini
- 1 Esslöffel Zitronensaft
- 1 Esslöffel Wasser
- Salz und Pfeffer nach Geschmack

Anleitung
1. **Die Auberginen grillen:**
Die Auberginenscheiben mit Olivenöl
bestreichen und mit Salz und Pfeffer
würzen. Bei mittlerer Hitze 3-4 Minuten auf
jeder Seite grillen, bis sie zart und leicht
angebräunt sind.

2. **Die Quinoa kochen:**
   Während die Auberginen grillen, die Quinoa nach den Anweisungen auf der Verpackung zubereiten.
3. **Die Tahinisauce zubereiten:**
   In einer kleinen Schüssel Tahini, Zitronensaft, Wasser, Salz und Pfeffer glatt rühren.

4. **Das Gericht zusammenstellen:**
   Die gegrillten Auberginenscheiben auf einem Teller anrichten, mit gekochter Quinoa belegen und mit Tahinisauce beträufeln. Mit frischen Kräutern garnieren und sofort servieren.

GEFÜLLTE PAPRIKA MIT HÜHNCHEN UND AVOCADO

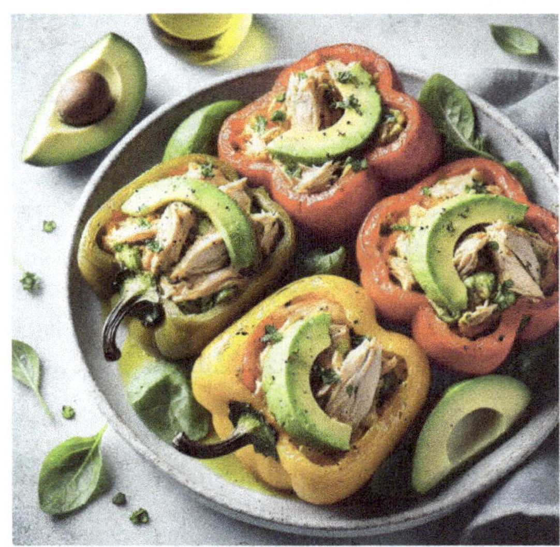

Vorbereitungszeit: 10 Minuten | **Kochzeit:** 20 Minuten | **Portionen:** 2 | **Nährwerte:** Kalorien: 350 | Protein: 28g | Kohlenhydrate: 18g | Fett: 20g

Zutaten
- 2 große Paprikaschoten, halbiert und entkernt
- 1 Tasse gekochtes, zerkleinertes Hühnchen
- 1 Avocado, gewürfelt
- 2 Esslöffel Olivenöl
- Salz und Pfeffer nach Geschmack
- Frische Kräuter zum Garnieren

Anleitung
1. **Die Paprikaschoten rösten:**
   Den Ofen auf 190°C vorheizen. Die Paprikahälften auf ein Backblech legen, mit Olivenöl beträufeln und 15 Minuten rösten, bis sie leicht weich sind.
2. **Die Füllung vorbereiten:**
   In einer Schüssel das zerkleinerte Hühnchen, die gewürfelte Avocado, Olivenöl, Salz und Pfeffer gut vermengen.
3. **Die Paprikaschoten füllen:**
   Die Paprikahälften aus dem Ofen nehmen und jede Hälfte mit der Hühnchen-Avocado-Mischung füllen.
4. **Servieren:**
   Mit frischen Kräutern garnieren und sofort servieren.

LINSEN- UND GRÜNKOHLSUPPE MIT ZITRONENSCHALE

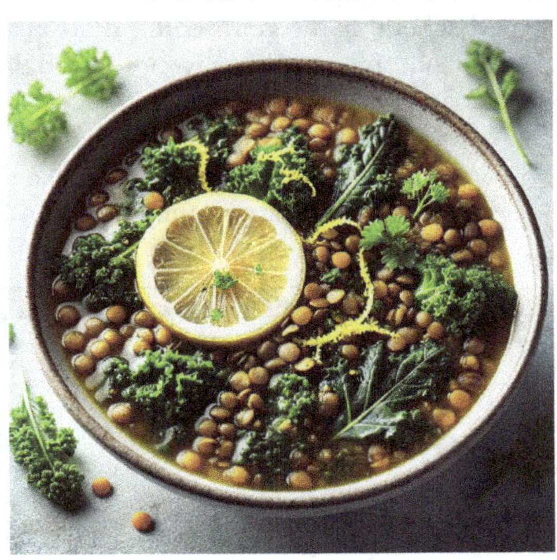

Vorbereitungszeit: 10 Minuten | **Kochzeit:** 25 Minuten | **Portionen:** 2 | **Nährwerte:** Kalorien: 220 | Protein: 14g | Kohlenhydrate: 35g | Fett: 5g

Zutaten
- 1 Tasse getrocknete Linsen, abgespült
- 2 Tassen Grünkohl, gehackt
- 1 kleine Zwiebel, gewürfelt
- 2 Knoblauchzehen, gehackt
- 1 Esslöffel Olivenöl
- 1 Teelöffel Kreuzkümmel
- 4 Tassen Gemüsebrühe
- 1 Teelöffel Zitronenschale
- Salz und Pfeffer nach Geschmack
- Frische Kräuter zum Garnieren (optional)

Anleitung

1. **Die Aromen anbraten:**
   In einem großen Topf das Olivenöl bei mittlerer Hitze erwärmen. Zwiebel und Knoblauch hinzufügen und 3-4 Minuten anbraten, bis sie weich sind.
2. **Die Linsen kochen:**
   Kreuzkümmel und Linsen in den Topf geben. Rühren und dann die Gemüsebrühe hinzufügen. Zum Kochen bringen, dann die Hitze reduzieren und 20 Minuten köcheln lassen, bis die Linsen weich sind.
3. **Den Grünkohl hinzufügen:**
   Den gehackten Grünkohl einrühren und weitere 5 Minuten kochen lassen, bis der Grünkohl verwelkt ist.
4. **Fertigstellen und servieren:**
   Zitronenschale hinzufügen und mit Salz und Pfeffer abschmecken. Mit frischen Kräutern garnieren und warm servieren.

FRITTATA MIT SPINAT UND PILZEN UND EINEM BEILAGENSALAT

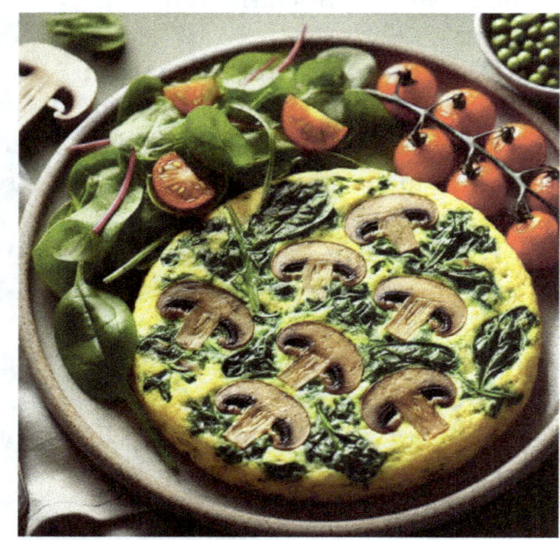

Vorbereitungszeit: 10 Minuten | **Kochzeit:** 15 Minuten | **Portionen:** 2 | **Nährwerte:** Kalorien: 320 | Protein: 18g | Kohlenhydrate: 10g | Fett: 24g

Zutaten

- 4 große Eier
- 1 Tasse frischer Spinat, gehackt
- ½ Tasse Pilze, in Scheiben geschnitten
- 2 Esslöffel Olivenöl
- Salz und Pfeffer nach Geschmack

Für den Beilagensalat:

- 2 Tassen gemischte Blattsalate
- ½ Tasse Kirschtomaten, halbiert
- 1 Esslöffel Olivenöl
- 1 Teelöffel Balsamico-Essig

Anleitung

1. **Den Ofen vorheizen:**
   Heizen Sie den Ofen auf 175°C (350°F) vor.
2. **Die Gemüse anbraten:**
   Erhitzen Sie 1 Esslöffel Olivenöl in einer Pfanne bei mittlerer Hitze. Fügen Sie den Spinat und die Pilze hinzu und braten Sie sie an, bis sie weich sind.
3. **Die Frittata vorbereiten:**
   In einer Schüssel die Eier mit Salz und Pfeffer verquirlen. Gießen Sie die Eiermischung in die Pfanne mit dem angebratenen Gemüse und lassen Sie es 2 Minuten kochen, bis die Ränder zu stocken beginnen.
4. **Die Frittata backen:**
   Stellen Sie die Pfanne in den Ofen und backen Sie sie 10 Minuten lang, bis die Eier vollständig gestockt und die Oberseite goldbraun ist.
5. **Den Beilagensalat vorbereiten:**
   Mischen Sie die gemischten Blattsalate und Kirschtomaten mit Olivenöl und Balsamico-Essig.
6. **Servieren:**
   Schneiden Sie die Frittata in Stücke und servieren Sie sie zusammen mit dem frischen Beilagensalat.

Rindfleisch- und Gemüse-Spieße mit geröstetem Paprika-Dip

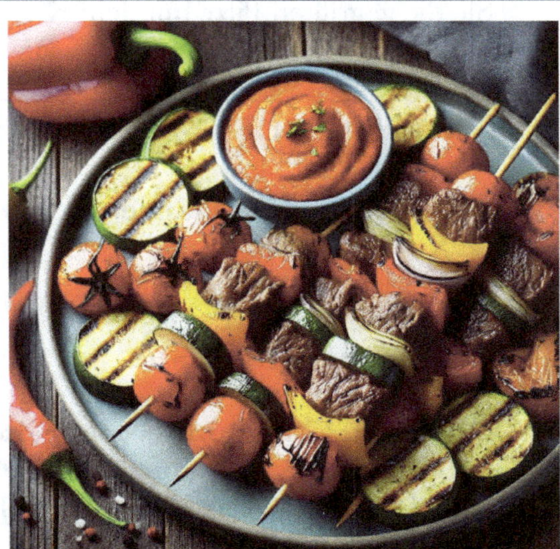

Vorbereitungszeit: 15 Minuten | **Kochzeit:** 15 Minuten | **Portionen:** 2 | **Nährwerte:** Kalorien: 450 | Protein: 35g | Kohlenhydrate: 12g | Fett: 28g

Zutaten

- 200g Rindfleisch, gewürfelt
- 1 rote Paprika, gewürfelt
- 1 Zucchini, in Scheiben geschnitten
- 1 rote Zwiebel, gewürfelt
- 1 Esslöffel Olivenöl
- Salz und Pfeffer nach Geschmack

Für den gerösteten Paprika-Dip:

- 1 geröstete rote Paprika
- 1 Esslöffel Olivenöl
- 1 Teelöffel Zitronensaft
- Salz und Pfeffer nach Geschmack

Anleitung

1. **Die Spieße vorbereiten:**
   Stecken Sie die Rindfleischwürfel, rote Paprika, Zucchini und Zwiebel auf Spieße. Bestreichen Sie sie mit Olivenöl und würzen Sie sie mit Salz und Pfeffer.

2. **Die Spieße grillen:**
   Heizen Sie einen Grill oder eine Grillpfanne bei mittlerer Hitze vor. Grillen Sie die Spieße 10-12 Minuten lang und wenden Sie sie dabei gelegentlich, bis das Rindfleisch nach Ihrem Geschmack gegart ist und das Gemüse zart ist.

3. **Den Paprika-Dip zubereiten:**
   Geben Sie die geröstete Paprika, Olivenöl, Zitronensaft, Salz und Pfeffer in einen Mixer oder eine Küchenmaschine und pürieren Sie alles, bis es glatt ist.

4. **Servieren:**
   Servieren Sie die Rindfleisch- und Gemüse-Spieße zusammen mit dem gerösteten Paprika-Dip.

Gegrillte Portobello-Pilze mit Knoblauch und Kräutern

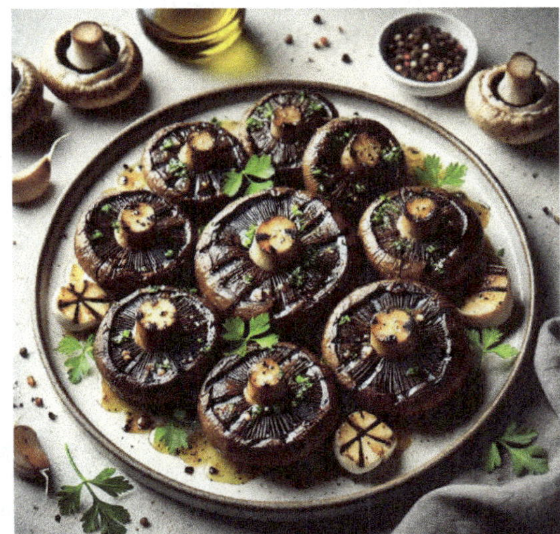

Vorbereitungszeit: 5 Minuten | **Kochzeit:** 10 Minuten | **Portionen:** 2 | **Nährwerte:** Kalorien: 150 | Protein: 5g | Kohlenhydrate: 8g | Fett: 12g

Zutaten

- 4 große Portobello-Pilze
- 2 Esslöffel Olivenöl
- 2 Knoblauchzehen, gehackt
- Salz und Pfeffer nach Geschmack
- Frische Petersilie zum Garnieren

Anleitung

1. **Die Pilze vorbereiten:**
   Reinigen Sie die Portobello-Pilze und entfernen Sie die Stiele. Bestreichen Sie die Pilze mit Olivenöl und würzen Sie sie mit Salz und Pfeffer.

2. **Die Pilze grillen:**
   Heizen Sie den Grill auf mittlere Hitze vor. Grillen Sie die Pilze 4-5 Minuten pro Seite, bis sie zart und leicht angebräunt sind.

3. **Knoblauch hinzufügen und servieren:**
Erhitzen Sie in einer kleinen Pfanne
Olivenöl und braten Sie den Knoblauch 1-2
Minuten lang an, bis er duftet. Beträufeln
Sie die gegrillten Pilze mit dem Knoblauchöl
und garnieren Sie sie mit frischer Petersilie.

FALAFEL MIT GURKEN-JOGHURT-SAUCE

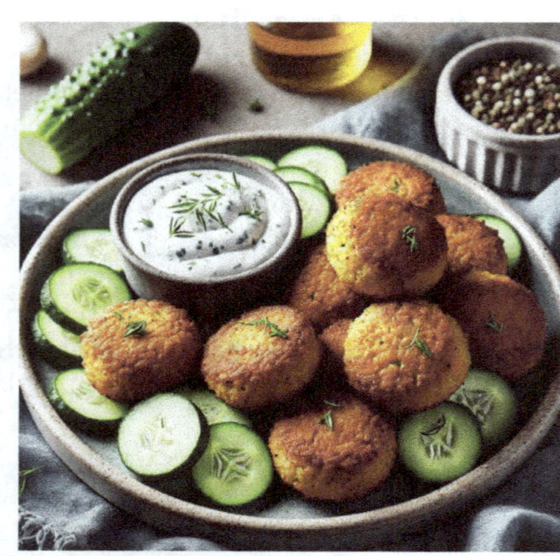

Vorbereitungszeit: 15 Minuten | **Kochzeit:** 10 Minuten | **Portionen:** 2 | **Nährwerte:** Kalorien: 300 | Protein: 12g | Kohlenhydrate: 40g | Fett: 10g

Zutaten
• 1 Tasse (Kichererbsen aus der Dose, abgetropft und gespült)
• 1 kleine Zwiebel, gewürfelt
• 2 Knoblauchzehen, gehackt
• 2 Esslöffel glutenfreies Mehl
• 1 Esslöffel frische Petersilie, gehackt
• 1 Teelöffel Kreuzkümmel
• 1 Teelöffel Koriander
• Salz und Pfeffer nach Geschmack
• Olivenöl zum Braten

Für die Gurken-Joghurt-Sauce:
• ½ Tasse Naturjoghurt
• ½ Gurke, gerieben
• 1 Esslöffel Zitronensaft
• Salz und Pfeffer nach Geschmack

Anleitung
1. **Die Falafel-Mischung vorbereiten:**
Geben Sie die Kichererbsen, Zwiebel, Knoblauch, Petersilie, Kreuzkümmel und Koriander in eine Küchenmaschine und pürieren Sie alles zu einer glatten Masse. Fügen Sie das glutenfreie Mehl hinzu und würzen Sie mit Salz und Pfeffer.

2. **Falafel formen und braten:**
Formen Sie aus der Mischung kleine Bällchen oder Fladen. Erhitzen Sie Olivenöl in einer Pfanne bei mittlerer Hitze und braten Sie die Falafel 3-4 Minuten pro Seite, bis sie goldbraun und knusprig sind.

3. **Die Gurken-Joghurt-Sauce zubereiten:**
Vermischen Sie in einer kleinen Schüssel den Joghurt, die geriebene Gurke, Zitronensaft, Salz und Pfeffer.

4. **Servieren:**
Servieren Sie die Falafel mit der Gurken-Joghurt-Sauce als Dip.

Avocado- und Gurken-Sushi-Rollen

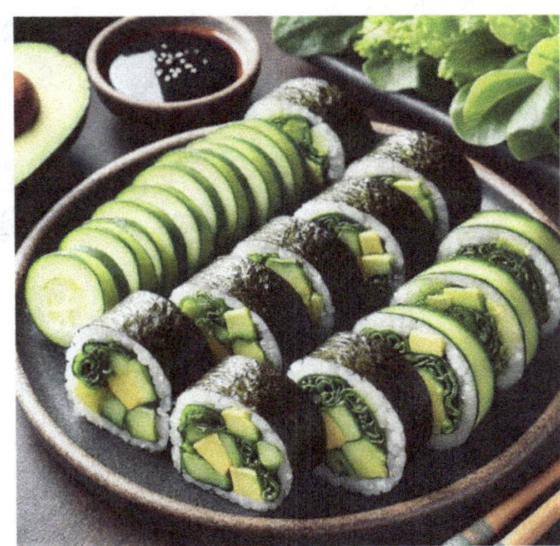

Vorbereitungszeit: 15 Minuten | **Portionen:** 2
| **Nährwerte:** Kalorien: 200 | Protein: 4g |
Kohlenhydrate: 30g | Fett: 10g

Zutaten

- 1 Tasse Sushi-Reis (glutenfrei)
- 1 Esslöffel Reisessig
- 1 Avocado, in Scheiben geschnitten
- 1 Gurke, in feine Streifen geschnitten (julienniert)
- 4 Blätter glutenfreies Nori (Algen)
- Soyafreie Tamari-Sauce (zum Dippen)

Anleitung

1. **Den Sushi-Reis vorbereiten:**
   Kochen Sie den Sushi-Reis gemäß den
   Anweisungen auf der Verpackung. Sobald er
   gekocht ist, rühren Sie den Reisessig ein und
   lassen ihn leicht abkühlen.
2. **Die Sushi-Rollen zusammenstellen:**
   Legen Sie ein Blatt Nori auf eine Bambus-
   Sushi-Matte. Verteilen Sie eine dünne
   Schicht Sushi-Reis darauf, dabei am oberen
   Rand etwa 2,5 cm frei lassen. Legen Sie die
   Avocadoscheiben und die Gurkenstreifen
   entlang des unteren Teils des Reises.
3. **Das Sushi rollen:**
   Verwenden Sie die Sushi-Matte, um das
   Nori fest von unten nach oben zu rollen.
   Drücken Sie dabei sanft, um eine feste Rolle
   zu formen. Benutzen Sie etwas Wasser, um
   den Rand des Noris zu versiegeln.
4. **Schneiden und servieren:**
   Schneiden Sie die Sushi-Rollen in
   mundgerechte Stücke und servieren Sie sie
   mit soyafreier Tamari-Sauce zum Dippen.

Gebackene Gemüse- und Quinoa-Buddha-Schüssel

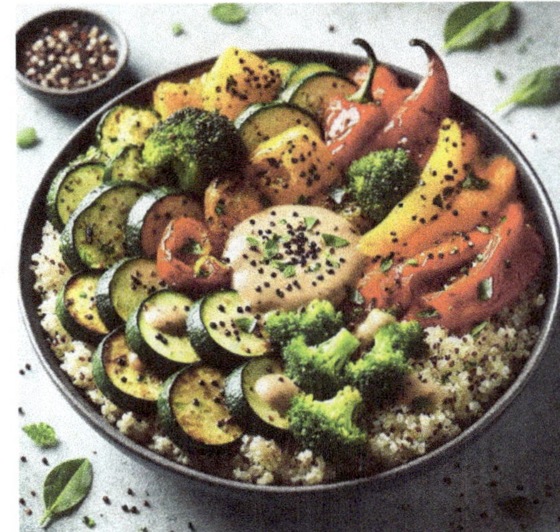

Vorbereitungszeit: 10 Minuten | **Kochzeit:** 20
Minuten | **Portionen:** 2 | **Nährwerte:** Kalorien:
350 | Protein: 12g | Kohlenhydrate: 45g | Fett: 15g

Zutaten

- 1 Tasse gekochtes Quinoa
- 1 Zucchini, in Scheiben geschnitten
- 1 rote Paprika, in Scheiben geschnitten
- 1 Tasse Brokkoliröschen
- 2 Esslöffel Olivenöl
- Salz und Pfeffer nach Geschmack
- ½ Teelöffel Kreuzkümmel
- ½ Teelöffel Paprika
- 1 Avocado, in Scheiben geschnitten (zum Garnieren)
- Tahini-Sauce (optional)

Anleitung

1. **Das Gemüse rösten:**
   Heizen Sie den Ofen auf 200°C vor. Legen
   Sie die Zucchini, Paprika und
   Brokkoliröschen auf ein Backblech. Träufeln
   Sie Olivenöl darüber und würzen Sie es mit
   Kreuzkümmel, Paprika, Salz und Pfeffer.
   Rösten Sie das Gemüse 15-20 Minuten, bis
   es zart ist.
2. **Das Quinoa zubereiten:**
   Während das Gemüse röstet, kochen Sie das
   Quinoa gemäß den Anweisungen auf der
   Verpackung.

3. **Die Buddha-Schüssel zusammenstellen:**
Teilen Sie das gekochte Quinoa auf zwei Schalen auf. Garnieren Sie mit dem gerösteten Gemüse und den Avocadoscheiben.

4. **Servieren:**
Träufeln Sie bei Wunsch Tahini-Sauce darüber und servieren Sie sofort.

HÄHNCHENSALAT MIT CRANBERRIES UND PEKANNÜSSEN (SALATWICKEL)

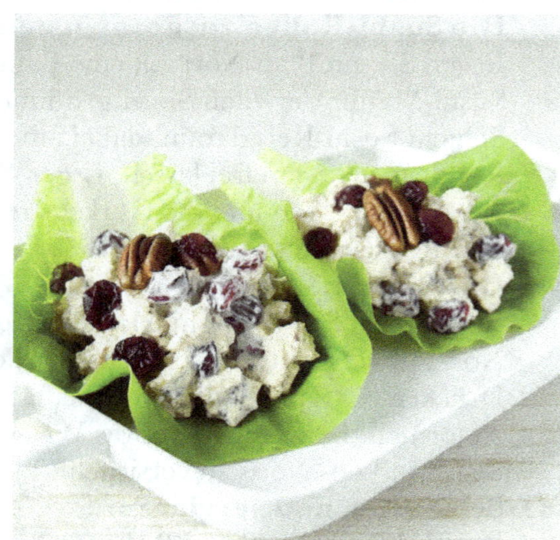

Vorbereitungszeit: 10 Minuten | **Portionen:** 2 | **Nährwerte:** Kalorien: 320 | Protein: 25g | Kohlenhydrate: 15g | Fett: 18g

Zutaten
- 1 Tasse gekochtes, zerkleinertes Hähnchen
- ¼ Tasse getrocknete Cranberries
- ¼ Tasse Pekannüsse, gehackt
- 2 Esslöffel Mayonnaise
- 1 Esslöffel Dijon-Senf
- 8 große Salatblätter (zum Wickeln)
- Salz und Pfeffer nach Geschmack

Anleitung
1. **Den Hähnchensalat zubereiten:**
Mischen Sie in einer Schüssel das zerkleinerte Hähnchen, die getrockneten Cranberries, die gehackten Pekannüsse, die Mayonnaise und den Dijon-Senf. Mit Salz und Pfeffer abschmecken.

2. **Die Salatwickel zusammenstellen:**
Legen Sie die Salatblätter aus und löffeln Sie die Hähnchensalat-Mischung auf jedes Blatt.

3. **Servieren:**
Wickeln Sie die Salatblätter um den Hähnchensalat und servieren Sie sofort.

GEGRILLTES ZITRONEN-KNOBLAUCH-HÄHNCHEN MIT BLUMENKOHLPÜREE

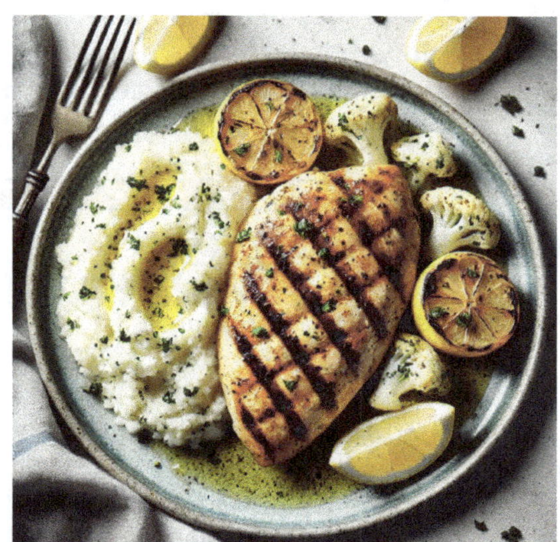

Zubereitungszeit: 10 Minuten | **Kochzeit:** 20 Minuten | **Portionen:** 2 | **Ernährung:** Kalorien: 400 | Eiweiß: 35g | Kohlenhydrate: 15g | Fett: 20g

Zutaten:

- 2 Hähnchenbrustfilets ohne Knochen
- 2 Esslöffel Olivenöl
- 1 Esslöffel Zitronensaft
- 2 Knoblauchzehen, fein gehackt
- Salz und Pfeffer nach Geschmack

Für das Blumenkohlpüree:

- 1 Kopf Blumenkohl, zerkleinert
- 2 Esslöffel ungesüßte Mandelmilch
- 1 Esslöffel Olivenöl
- Salz und Pfeffer nach Geschmack

Anleitung:

1. **Marinieren des Hähnchens:**
   - In einer Schüssel Olivenöl, Zitronensaft, Knoblauch, Salz und Pfeffer miteinander verquirlen. Die Hähnchenbrustfilets 10 Minuten marinieren lassen.
2. **Hähnchen grillen:**
   - Den Grill auf mittlere Hitze vorheizen. Das Hähnchen 5-6 Minuten pro Seite grillen, bis es vollständig durchgegart ist.
3. **Blumenkohlpüree zubereiten:**
   - Den zerkleinerten Blumenkohl 8-10 Minuten dämpfen, bis er zart ist. Dann in einen Mixer geben, Mandelmilch, Olivenöl, Salz und Pfeffer hinzufügen und pürieren, bis es eine glatte Konsistenz hat.
4. **Servieren:**
   - Das gegrillte Hähnchen mit einer Portion Blumenkohlpüree servieren

ZUCCHINI-LASAGNE MIT GEMAHLENEM PUTENFLEISCH UND MARINARA-SAUCE

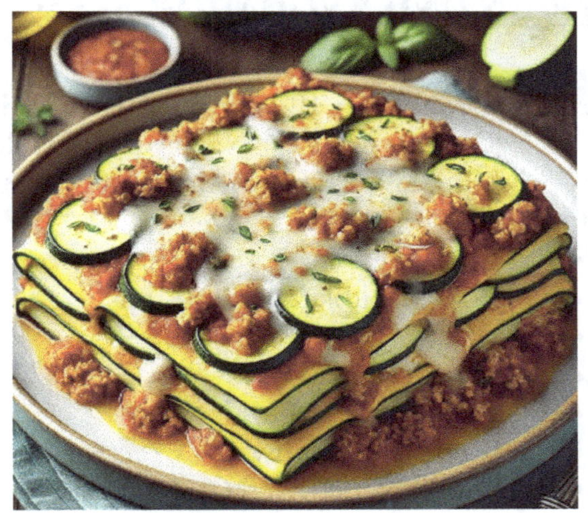

Zubereitungszeit: 15 Minuten | **Kochzeit:** 30 Minuten | **Portionen:** 2 | **Ernährung:** Kalorien: 350 | Eiweiß: 28g | Kohlenhydrate: 20g | Fett: 15g

Zutaten:

- 2 große Zucchini, in dünne Streifen geschnitten
- 200g gemahlenes Putenfleisch
- 1 Tasse Marinara-Sauce (glutenfrei)
- 1 Tasse Mozzarella-Käse, gerieben
- 1 Esslöffel Olivenöl
- Salz und Pfeffer nach Geschmack

Anleitung:

1. **Putenfleisch kochen:**
   - In einer Pfanne Olivenöl erhitzen und das gemahlene Putenfleisch anbraten, bis es gebräunt ist. Mit Salz und Pfeffer würzen.
2. **Lasagne schichten:**
   - Den Ofen auf 190°C vorheizen. In einer Auflaufform die Zucchinistreifen, das Putenfleisch, die Marinara-Sauce und den Mozzarella-Käse schichten. Wiederholen, bis die Form voll ist.
3. **Lasagne backen:**
   - 25-30 Minuten backen, bis der Käse sprudelt und goldbraun ist.
4. **Servieren:**
   - Die Lasagne 5 Minuten ruhen lassen, bevor sie serviert wird.

GEBACKENER LACHS MIT GERÖSTETEM SPARGEL UND QUINOA

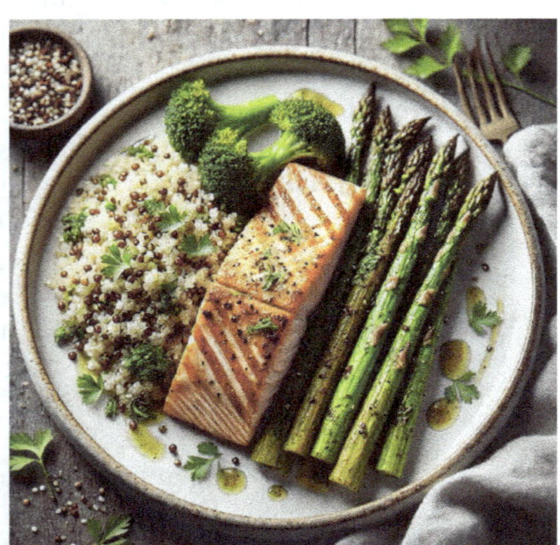

Vorbereitungszeit: 10 Minuten | **Kochzeit:** 20 Minuten | **Portionen:** 2 | **Nährwerte:** Kalorien: 400 | Eiweiß: 30g | Kohlenhydrate: 25g | Fett: 18g

Zutaten

- 2 Lachsfilets
- 1 Bund Spargel, geputzt
- 1 Tasse gekochter Quinoa
- 2 Esslöffel Olivenöl
- 1 Esslöffel Zitronensaft
- Salz und Pfeffer nach Geschmack

Zubereitung

1. **Lachs und Spargel backen:**
   Den Ofen auf 200°C vorheizen. Die Lachsfilets und den Spargel auf ein Backblech legen. Mit Olivenöl, Zitronensaft, Salz und Pfeffer beträufeln. Für 15-20 Minuten backen, bis der Lachs durchgegart ist.
2. **Quinoa zubereiten:**
   Den Quinoa nach Packungsanleitung kochen.
3. **Servieren:**
   Den gebackenen Lachs mit dem gerösteten Spargel und einer Beilage von Quinoa servieren.

RINDFLEISCH-TACOS MIT SALAT-WRAPS UND AVOCADO-SALSA

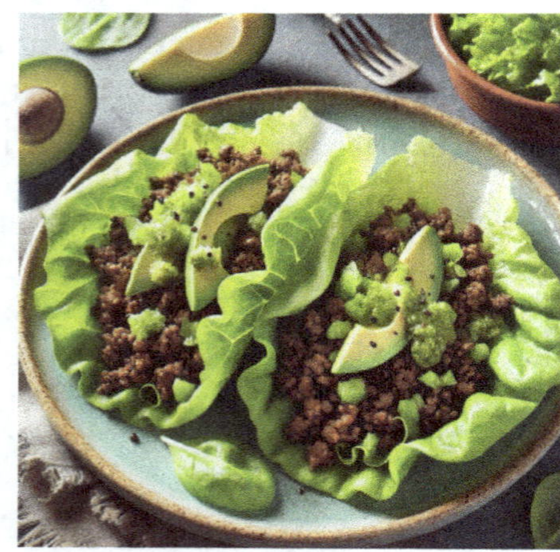

Vorbereitungszeit: 10 Minuten | **Kochzeit:** 10 Minuten | **Portionen:** 2 | **Nährwerte:** Kalorien: 350 | Eiweiß: 25g | Kohlenhydrate: 18g | Fett: 22g

Zutaten

- 200g Rinderhackfleisch
- 8 große Salatblätter (für Wraps)
- 1 Avocado, gewürfelt
- 1 Tomate, gewürfelt
- 1 Esslöffel Olivenöl
- 1 Teelöffel Chilipulver
- Salz und Pfeffer nach Geschmack

Zubereitung

1. **Rindfleisch zubereiten:**
   In einer Pfanne das Olivenöl bei mittlerer Hitze erhitzen. Das Rinderhackfleisch hinzufügen, mit Chilipulver, Salz und Pfeffer würzen. 8-10 Minuten braten, bis das Fleisch braun ist.

2. **Avocado-Salsa zubereiten:**
   In einer kleinen Schüssel die gewürfelte Avocado und Tomate mischen. Mit Salz und Pfeffer abschmecken.

3. **Tacos zusammenstellen:**
   Das gebratene Hackfleisch auf die Salatblätter geben und mit der Avocado-Salsa garnieren

HÄHNCHENPFANNE MIT PAPRIKA UND BROKKOLI (GLUTENFREIE SAUCE)

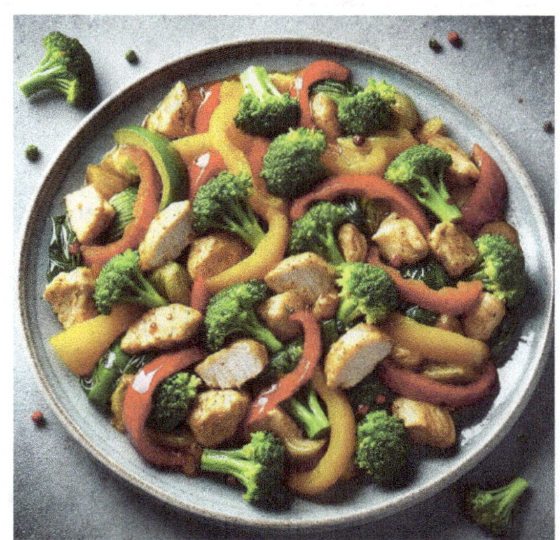

Vorbereitungszeit: 10 Minuten | **Kochzeit:** 15 Minuten | **Portionen:** 2 | **Nährwerte:** Kalorien: 320 | Eiweiß: 30g | Kohlenhydrate: 20g | Fett: 12g

Zutaten

- 200g Hähnchenbrust, in Streifen geschnitten
- 1 rote Paprika, in Streifen geschnitten
- 1 Tasse Brokkoli-Röschen
- 2 Esslöffel glutenfreie Sojasauce
- 1 Esslöffel Olivenöl
- 1 Teelöffel Knoblauch, gehackt
- Salz und Pfeffer nach Geschmack

Zubereitung

1. **Hähnchen kochen:**
   In einer Pfanne Olivenöl bei mittlerer Hitze erhitzen. Die Hähnchenstreifen hinzufügen und 5-6 Minuten braten, bis sie gebräunt sind.

2. **Gemüse hinzufügen:**
   Paprika, Brokkoli und Knoblauch in die Pfanne geben. Weitere 5 Minuten unter Rühren anbraten, bis das Gemüse zart ist.

3. **Sauce hinzufügen:**
   Glutenfreie Sojasauce einrühren und weitere 2 Minuten köcheln lassen. Sofort servieren.

KRÄUTER-KRUSTE-KABELJAU MIT SÜßKARTOFFEL-POMMES

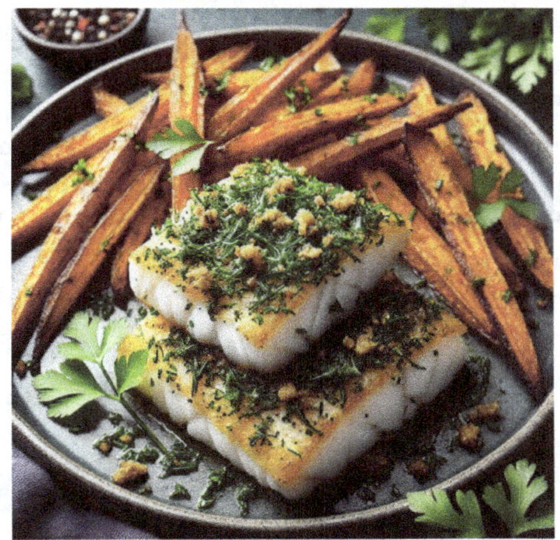

Vorbereitungszeit: 10 Minuten | **Kochzeit:** 20 Minuten | **Portionen:** 2 | **Nährwerte:** Kalorien: 350 | Eiweiß: 30g | Kohlenhydrate: 35g | Fett: 10g

Zutaten

- 2 Kabeljaufilets
- 2 Esslöffel glutenfreie Semmelbrösel
- 1 Esslöffel frische Kräuter (Petersilie, Thymian), gehackt
- 1 Esslöffel Olivenöl
- 1 große Süßkartoffel, in Pommes geschnitten
- Salz und Pfeffer nach Geschmack

Zubereitung

1. **Süßkartoffel-Pommes zubereiten:**
   Den Ofen auf 200 °C vorheizen. Die
   Süßkartoffel-Pommes auf ein Backblech
   legen, mit Olivenöl beträufeln, mit Salz und
   Pfeffer würzen und 20 Minuten backen, bis
   sie knusprig sind.
2. **Kabeljau vorbereiten:**
   In einer kleinen Schüssel die glutenfreien
   Semmelbrösel mit den frischen Kräutern
   mischen. Die Kabeljaufilets mit Olivenöl
   bestreichen und die Semmelbrösel-
   Mischung darauf festdrücken.
3. **Kabeljau backen:**
   Die Kabeljaufilets auf ein Backblech legen
   und 15-20 Minuten backen, bis der Fisch
   durchgegart ist und die Kruste goldbraun ist.
4. **Servieren:**
   Den Kräuter-Kruste-Kabeljau mit den
   Süßkartoffel-Pommes servieren.

GARNELEN-SCAMPI MIT ZUCCHININUDELN

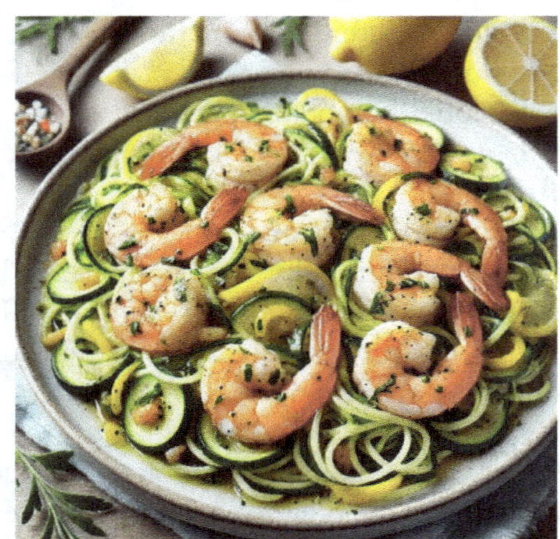

Vorbereitungszeit: 10 Minuten | **Kochzeit:** 10
Minuten | **Portionen:** 2 | **Nährwerte:** Kalorien:
300 | Eiweiß: 25g | Kohlenhydrate: 10g | Fett: 18g

Zutaten

- 12 große Garnelen, geschält und entdarmt
- 2 Zucchini, spiralförmig in Nudeln
  geschnitten
- 2 Knoblauchzehen, gehackt
- 2 Esslöffel Olivenöl
- 1 Esslöffel Zitronensaft
- Salz und Pfeffer nach Geschmack
- Frische Petersilie zum Garnieren

Zubereitung

1. **Garnelen zubereiten:**
   In einer Pfanne Olivenöl bei mittlerer Hitze
   erhitzen. Knoblauch hinzufügen und 1
   Minute anbraten. Die Garnelen hinzufügen
   und 2-3 Minuten pro Seite braten, bis sie
   rosa und vollständig durchgegart sind.
   Zitronensaft einrühren.
2. **Zucchininudeln vorbereiten:**
   In derselben Pfanne die Zucchininudeln 2
   Minuten lang anbraten, bis sie leicht weich
   sind.
3. **Servieren:**
   Die Garnelen-Scampi über die
   Zucchininudeln geben und mit frischer
   Petersilie garnieren

GEFÜLLTE PAPRIKASCHOTEN MIT HACKFLEISCH UND QUINOA

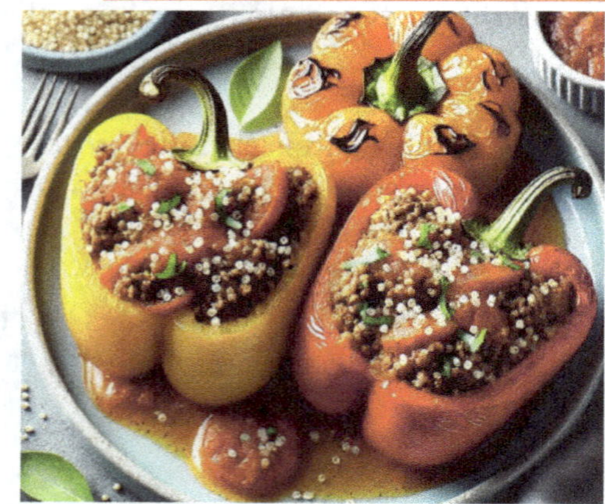

Vorbereitungszeit: 10 Minuten | **Kochzeit:** 25
Minuten | **Portionen:** 2 | **Nährwerte:** Kalorien:
400 | Eiweiß: 30g | Kohlenhydrate: 35g | Fett: 15g

Zutaten

- 2 große Paprikaschoten, halbiert und
  entkernt
- 200g Hackfleisch
- ½ Tasse gekochter Quinoa
- 1 Tasse Marinara-Soße (glutenfrei)
- 1 Esslöffel Olivenöl
- Salz und Pfeffer nach Geschmack

- Frische Kräuter zum Garnieren (optional)

Zubereitung

1. **Hackfleisch anbraten:**
   In einer Pfanne Olivenöl bei mittlerer Hitze erhitzen. Hackfleisch hinzufügen, mit Salz und Pfeffer würzen und 8-10 Minuten braten, bis es braun ist.
2. **Füllung vorbereiten:**
   In einer Schüssel das gebratene Hackfleisch, den gekochten Quinoa und die Marinara-Soße vermischen.
3. **Paprikaschoten füllen:**
   Den Backofen auf 190°C (375°F) vorheizen. Die Paprikahälften mit der Hackfleisch-Quinoa-Mischung füllen und auf ein Backblech legen.
4. **Backen:**
   Die Paprikaschoten 20-25 Minuten backen, bis sie weich sind.
5. **Servieren:**
   Nach Belieben mit frischen Kräutern garnieren und servieren.

THAILÄNDISCHES KOKOS-HÄHNCHEN-CURRY MIT BLUMENKOHLREIS

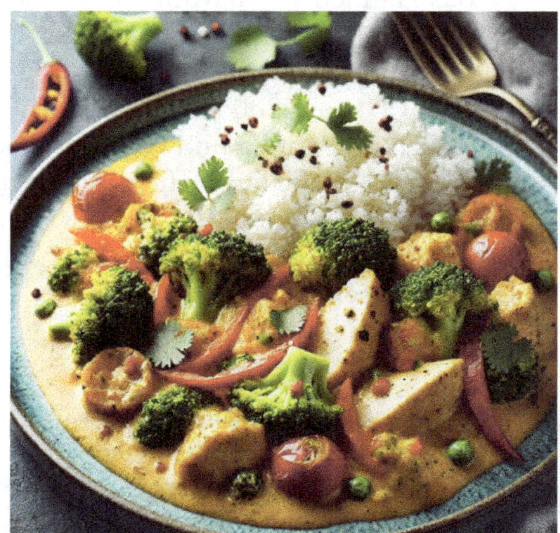

Vorbereitungszeit: 15 Minuten | **Kochzeit:** 20 Minuten | **Portionen:** 2 | **Nährwerte:** Kalorien: 350 | Eiweiß: 30g | Kohlenhydrate: 20g | Fett: 20g

Zutaten

- 200g Hähnchenbrust, in Scheiben geschnitten
- 1 Tasse Kokosmilch (Vollfett)
- 1 Esslöffel rote Currypaste
- 1 Tasse Blumenkohlreis
- 1 rote Paprika, in Streifen geschnitten
- 1 Esslöffel Olivenöl
- 1 Esslöffel Fischsoße
- Frischer Koriander zum Garnieren

Zubereitung

1. **Hähnchen anbraten:**
   In einer großen Pfanne Olivenöl bei mittlerer Hitze erhitzen. Hähnchen und Paprika hinzufügen und 5-6 Minuten anbraten, bis das Fleisch durchgegart ist.
2. **Curry zubereiten:**
   Die rote Currypaste und die Kokosmilch einrühren. Fischsoße hinzufügen und das Curry 10 Minuten köcheln lassen, bis die Sauce eindickt.
3. **Blumenkohlreis zubereiten:**
   Während das Curry köchelt, den Blumenkohlreis in einer separaten Pfanne 3-4 Minuten erhitzen, bis er warm ist.
4. **Servieren:**
   Das Kokos-Hähnchen-Curry auf dem Blumenkohlreis anrichten und mit frischem Koriander garnieren.

PESTO-GRILLHÄHNCHEN MIT GERÖSTETEM GEMÜSE

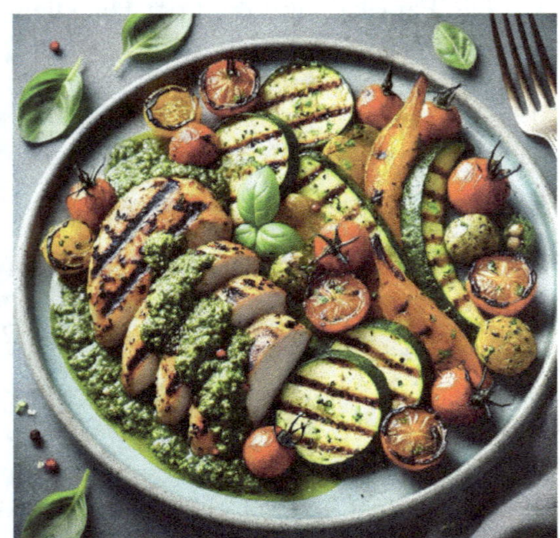

Vorbereitungszeit: 10 Minuten | **Kochzeit:** 20 Minuten | **Portionen:** 2 | **Nährwerte:** Kalorien: 400 | Eiweiß: 35g | Kohlenhydrate: 15g | Fett: 25g

Zutaten

- 2 Hähnchenbrustfilets (ohne Knochen)
- ¼ Tasse Pesto (glutenfrei)
- 1 Zucchini, in Scheiben geschnitten
- 1 rote Paprika, in Streifen geschnitten
- 1 Tasse Cherrytomaten
- 2 Esslöffel Olivenöl
- Salz und Pfeffer nach Geschmack

Zubereitung

1. **Hähnchen marinieren:**
   Die Hähnchenbrustfilets mit der Pesto-Sauce einreiben und 10 Minuten marinieren lassen.
2. **Hähnchen grillen:**
   Einen Grill auf mittlere Hitze vorheizen und das Hähnchen 5-6 Minuten pro Seite grillen, bis es vollständig durchgegart ist.
3. **Gemüse rösten:**
   Den Ofen auf 200°C (400°F) vorheizen. Zucchini, Paprika und Cherrytomaten mit Olivenöl, Salz und Pfeffer vermengen. Das Gemüse auf einem Backblech verteilen und 15-20 Minuten rösten, bis es zart ist.
4. **Servieren:**
   Das gegrillte Hähnchen zusammen mit dem gerösteten Gemüse servieren.

HÄHNCHEN-PARMESAN MIT SPAGHETTIKÜRBIS

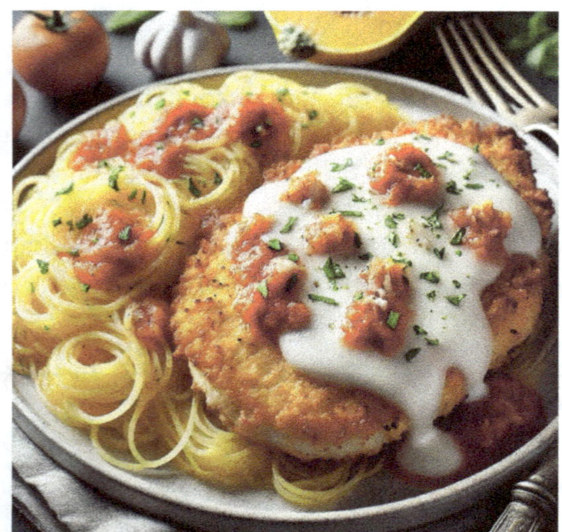

Vorbereitungszeit: 15 Minuten | **Kochzeit:** 25 Minuten | **Portionen:** 2 | **Nährwerte:** Kalorien: 450 | Eiweiß: 40g | Kohlenhydrate: 20g | Fett: 20g

Zutaten

- 2 Hähnchenbrustfilets (ohne Knochen)
- ½ Tasse glutenfreie Semmelbrösel
- 1 Ei, verquirlt
- 1 Tasse Marinara-Sauce (glutenfrei)
- 1 Tasse geriebener Mozzarella
- 1 kleiner Spaghettikürbis
- 2 Esslöffel Olivenöl
- Salz und Pfeffer nach Geschmack

Zubereitung

1. **Spaghettikürbis vorbereiten:**
   Den Ofen auf 200°C (400°F) vorheizen. Den Spaghettikürbis halbieren, die Kerne entfernen und mit der Schnittseite nach unten auf ein Backblech legen. 20 Minuten rösten, bis er zart ist. Mit einer Gabel die Kürbisstränge herauskratzen.
2. **Hähnchen-Parmesan zubereiten:**
   Die Hähnchenbrustfilets in das verquirlte Ei tauchen und anschließend mit den glutenfreien Semmelbröseln panieren. In einer Pfanne Olivenöl erhitzen und die Hähnchenfilets 4-5 Minuten pro Seite

goldbraun braten. Anschließend mit Marinara-Sauce und Mozzarella belegen und für 10 Minuten backen, bis der Käse geschmolzen ist.

3. **Servieren:**
Das Hähnchen-Parmesan zusammen mit dem Spaghettikürbis anrichten und servieren.

PFANNE MIT PUTENFLEISCH, SPINAT UND CHAMPIGNONS

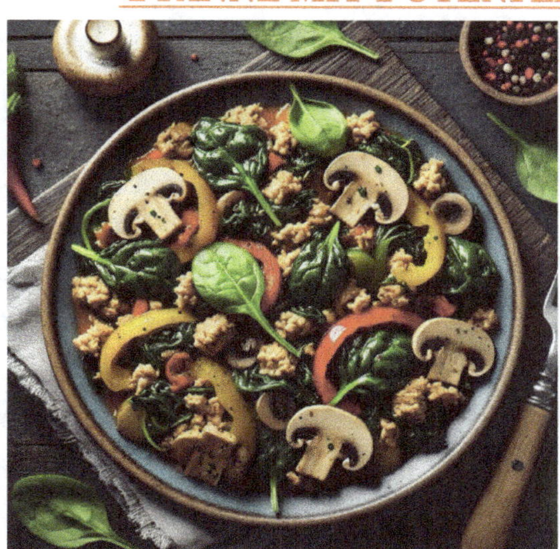

Vorbereitungszeit: 10 Minuten | **Kochzeit:** 15 Minuten | **Portionen:** 2 | **Nährwerte:** Kalorien: 350 | Eiweiß: 28g | Kohlenhydrate: 18g | Fett: 20g

Zutaten
- 200g Putenhackfleisch
- 1 Tasse Spinat, gehackt
- 1 Tasse Champignons, in Scheiben geschnitten
- 1 rote Paprika, gewürfelt
- 1 Esslöffel Olivenöl
- Salz und Pfeffer nach Geschmack

Zubereitung
1. **Putenfleisch anbraten:**
In einer Pfanne das Olivenöl bei mittlerer Hitze erhitzen. Das Putenhackfleisch hinzufügen und 5-6 Minuten braten, bis es braun ist.
2. **Gemüse hinzufügen:**
Spinat, Champignons und Paprika einrühren. Weitere 5 Minuten braten, bis das Gemüse zart ist.
3. **Servieren:**
Mit Salz und Pfeffer abschmecken und sofort servieren.

GEGRILLTE LAMMKOTELETTS MIT GURKEN-MINZ-SALAT

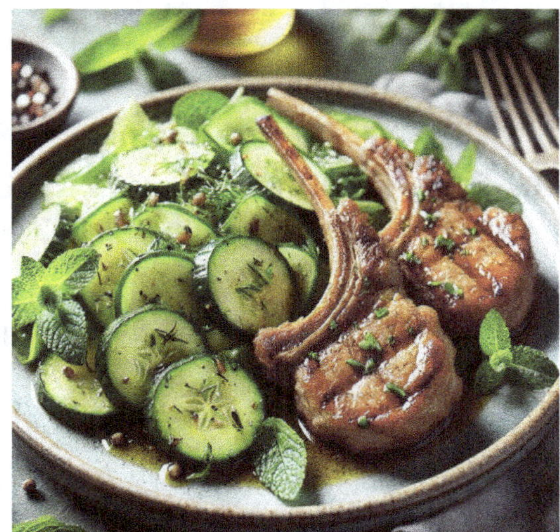

Vorbereitungszeit: 10 Minuten | **Kochzeit:** 10 Minuten | **Portionen:** 2 | **Nährwerte:** Kalorien: 450 | Eiweiß: 35g | Kohlenhydrate: 10g | Fett: 30g

Zutaten
- 4 Lammkoteletts
- 1 Esslöffel Olivenöl
- 1 Teelöffel Knoblauch, gehackt
- 1 Gurke, in Scheiben geschnitten
- ¼ Tasse frische Minze, gehackt
- 1 Esslöffel Zitronensaft
- Salz und Pfeffer nach Geschmack

Zubereitung
1. **Lammkoteletts grillen:**
Einen Grill auf mittlere Hitze vorheizen. Die Lammkoteletts mit Olivenöl, Knoblauch, Salz und Pfeffer würzen. Für 4-5 Minuten pro Seite grillen, bis sie nach Wunsch gegart sind.
2. **Gurken-Minz-Salat zubereiten:**
In einer Schüssel die Gurkenscheiben mit frischer Minze und Zitronensaft vermengen. Mit Salz und Pfeffer abschmecken.

3. **Servieren:**
   Die gegrillten Lammkoteletts mit dem
   Gurken-Minz-Salat servieren.

Süßkartoffel- und Schwarze-Bohnen-Enchiladas

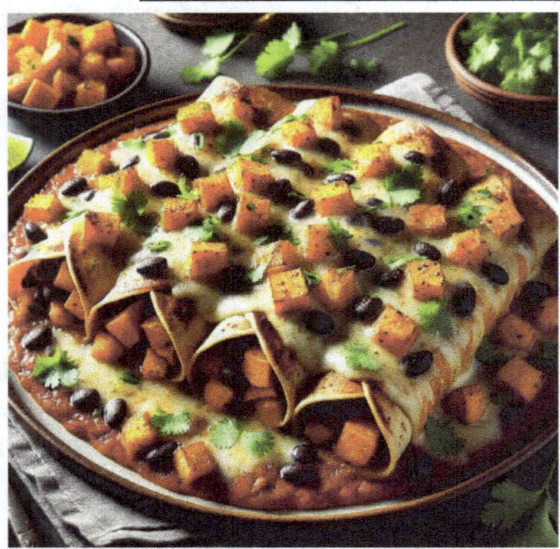

Vorbereitungszeit: 15 Minuten | **Kochzeit:** 20
Minuten | **Portionen:** 2 | **Nährwerte:** Kalorien:
400 | Eiweiß: 15g | Kohlenhydrate: 60g | Fett: 15g

Zutaten
- 1 mittelgroße Süßkartoffel, gewürfelt
- 1 Dose schwarze Bohnen, abgetropft und
  gespült
- 4 glutenfreie Tortillas
- 1 Tasse Enchilada-Soße (glutenfrei)
- 1 Tasse geriebener Käse
- 1 Esslöffel Olivenöl
- Salz und Pfeffer nach Geschmack

Zubereitung
1. **Süßkartoffeln kochen:**
   Den Ofen auf 190 °C (375 °F) vorheizen. In
   einer Pfanne das Olivenöl erhitzen und die
   gewürfelte Süßkartoffel 8-10 Minuten
   anbraten, bis sie weich ist.
2. **Enchiladas vorbereiten:**
   In einer Schüssel die gekochte Süßkartoffel
   mit den schwarzen Bohnen mischen. Die
   Mischung auf die glutenfreien Tortillas
   geben, diese einrollen und in eine
   Auflaufform legen. Mit der Enchilada-Soße
   und dem geriebenen Käse bedecken.
3. **Backen:**
   Für 15-20 Minuten backen, bis der Käse
   geschmolzen und goldgelb ist.
4. **Servieren:**
   Die heißen Enchiladas servieren.

Zitronen-Knoblauch-Garnelen mit sautiertem Grünkohl und Quinoa

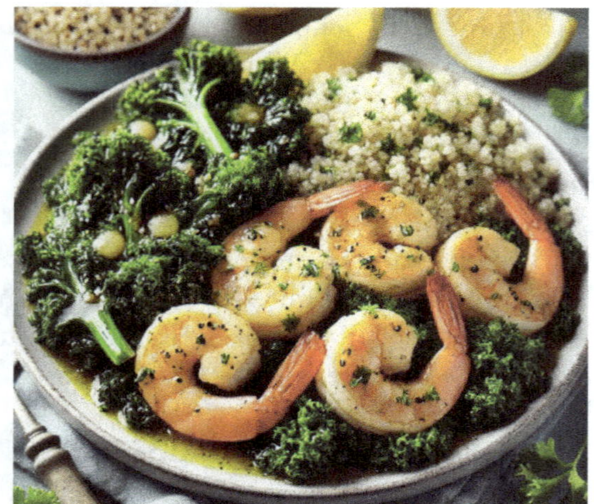

Vorbereitungszeit: 10 Minuten | **Kochzeit:** 15
Minuten | **Portionen:** 2 | **Nährwerte:** Kalorien:
350 | Eiweiß: 25g | Kohlenhydrate: 30g | Fett: 15g

Zutaten
- 12 große Garnelen, geschält und entdarmt
- 1 Tasse gekochtes Quinoa
- 2 Tassen Grünkohl, gehackt
- 2 Knoblauchzehen, gehackt
- 1 Esslöffel Olivenöl
- 1 Esslöffel Zitronensaft
- Salz und Pfeffer nach Geschmack

Zubereitung
1. **Garnelen zubereiten:**
   In einer Pfanne Olivenöl bei mittlerer Hitze

erhitzen. Den Knoblauch hinzufügen und 1 Minute anbraten. Die Garnelen hinzufügen und 2-3 Minuten pro Seite braten, bis sie rosa und durchgegart sind. Zitronensaft einrühren und beiseitestellen.

2. **Grünkohl sautieren:**
   Im selben Pfanne den gehackten Grünkohl hinzufügen und 3-4 Minuten sautieren, bis er zusammenfällt.

3. **Servieren:**
   Die Garnelen über dem sautierten Grünkohl anrichten und mit einer Beilage aus gekochtem Quinoa servieren.

GEBACKENER KABELJAU MIT MEDITERRANER OLIVEN-TOMATEN-SALSA

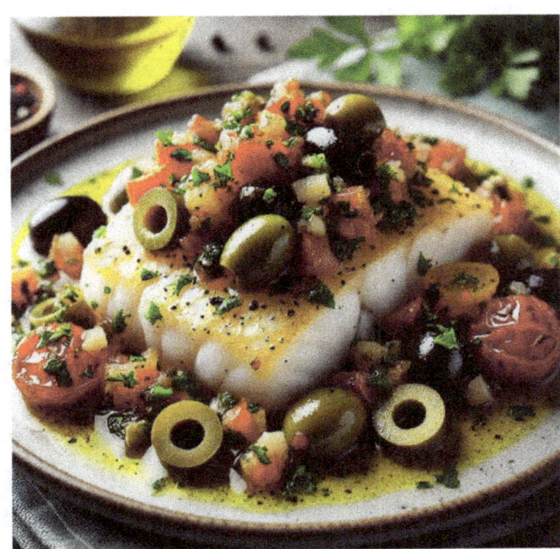

Vorbereitungszeit: 10 Minuten | **Kochzeit:** 20 Minuten | **Portionen:** 2 | **Nährwerte:** Kalorien: 350 | Eiweiß: 32g | Kohlenhydrate: 12g | Fett: 18g

Zutaten
- 2 Kabeljaufilets
- 1 Tasse Kirschtomaten, halbiert
- ¼ Tasse schwarze Oliven, gehackt
- 1 Esslöffel Kapern
- 2 Esslöffel Olivenöl
- 1 Esslöffel Zitronensaft
- Salz und Pfeffer nach Geschmack
- Frische Kräuter zum Garnieren

Zubereitung
1. **Kabeljau backen:**
   Den Ofen auf 190°C (375°F) vorheizen. Die Kabeljaufilets mit Olivenöl, Salz und Pfeffer würzen. Auf ein Backblech legen und 15-20 Minuten backen, bis der Fisch durchgegart ist.

2. **Salsa zubereiten:**
   In einer Schüssel die Kirschtomaten, schwarzen Oliven, Kapern, Olivenöl, Zitronensaft und frische Kräuter vermengen.

3. **Servieren:**
   Den gebackenen Kabeljau mit der mediterranen Salsa servieren.

RINDFLEISCH-BROKKOLI-PFANNE

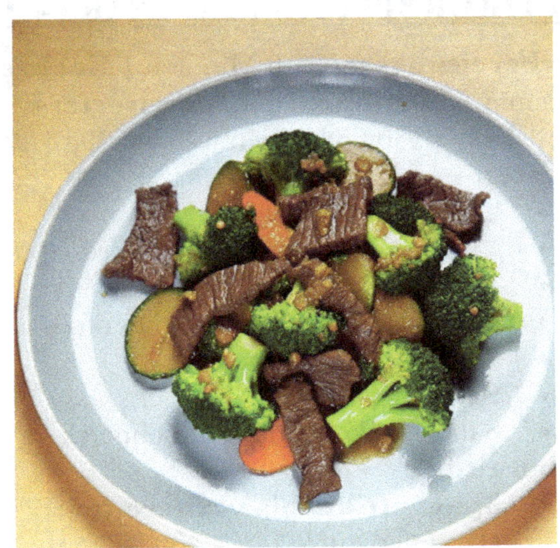

Vorbereitungszeit: 10 Minuten | **Kochzeit:** 15 Minuten | **Portionen:** 2 | **Nährwerte:** Kalorien: 400 | Eiweiß: 35g | Kohlenhydrate: 18g | Fett: 22g

Zutaten
- 200 g Rindfleisch, in Scheiben geschnitten
- 2 Tassen Brokkoliröschen
- 2 Esslöffel glutenfreie Sojasoße (oder Tamari)
- 1 Esslöffel Olivenöl
- 1 Knoblauchzehe, gehackt
- 1 Teelöffel Ingwer, gerieben
- Salz und Pfeffer nach Geschmack

Zubereitung

1. **Rindfleisch anbraten:**
   In einer Pfanne Olivenöl bei mittlerer Hitze erhitzen. Die Rindfleischscheiben hinzufügen und 5-6 Minuten anbraten, bis sie braun sind. Herausnehmen und beiseite stellen.
2. **Brokkoli anbraten:**
   Im selben Pfanne Knoblauch, Ingwer und Brokkoli hinzufügen. 3-4 Minuten unter Rühren braten, bis der Brokkoli zart ist.
3. **Kombinieren und servieren:**
   Das Rindfleisch zurück in die Pfanne geben und die glutenfreie Sojasoße einrühren. Weitere 2 Minuten kochen lassen und heiß servieren.

AUBERGINEN-ZUCCHINI-GRATIN MIT MOZZARELLA

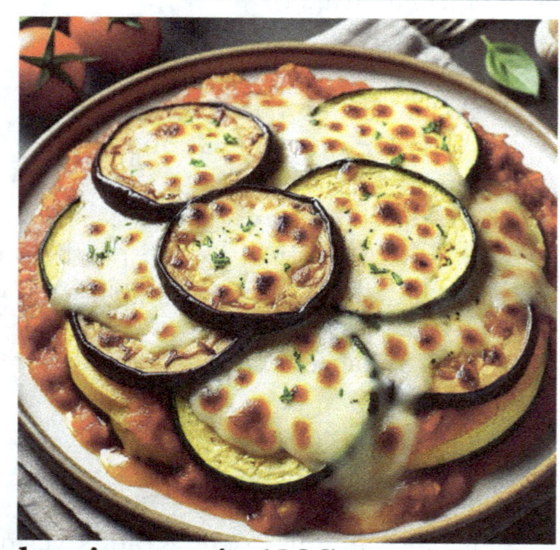

Vorbereitungszeit: 15 Minuten | **Kochzeit:** 25 Minuten | **Portionen:** 2 | **Nährwerte:** Kalorien: 300 | Eiweiß: 12g | Kohlenhydrate: 25g | Fett: 18g

Zutaten

- 1 kleine Aubergine, in Scheiben geschnitten
- 1 Zucchini, in Scheiben geschnitten
- 1 Tasse Marinara-Soße (glutenfrei)
- 1 Tasse Mozzarella-Käse, gerieben
- 1 Esslöffel Olivenöl
- Salz und Pfeffer nach Geschmack

Zubereitung

1. **Ofen vorheizen:**
   Den Ofen auf 190 °C (375 °F) vorheizen.
2. **Gemüse schichten:**
   In eine Auflaufform die Auberginen- und Zucchinischeiben schichten. Mit Marinara-Soße und geriebenem Mozzarella-Käse bedecken.
3. **Gratin backen:**
   Das Gratin 25-30 Minuten backen, bis das Gemüse weich ist und der Käse goldbraun und blubbernd ist.
4. **Servieren:**
   Das Gratin warm servieren.

PUTENFLEISCHBÄLLCHEN MIT SPAGHETTIKÜRBIS UND MARINARA-SOßE

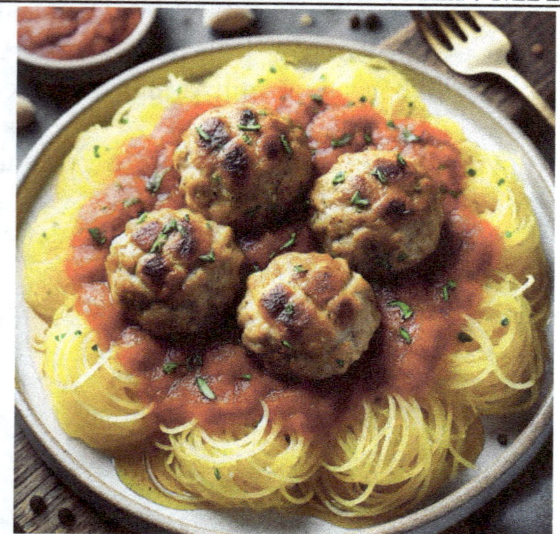

Vorbereitungszeit: 10 Minuten | **Kochzeit:** 25 Minuten | **Portionen:** 2 | **Nährwerte:** Kalorien: 350 | Eiweiß: 30g | Kohlenhydrate: 20g | Fett: 18g

Zutaten

- 200 g Putenhackfleisch
- ½ Tasse glutenfreie Semmelbrösel
- 1 Ei
- 1 Tasse Marinara-Soße (glutenfrei)
- 1 kleiner Spaghettikürbis
- 2 Esslöffel Olivenöl
- Salz und Pfeffer nach Geschmack

Zubereitung

1. **Spaghettikürbis vorbereiten:**
   Den Ofen auf 200 °C (400 °F) vorheizen.

Den Spaghettikürbis halbieren, die Kerne entfernen und die Hälften mit der Schnittseite nach unten auf ein Backblech legen. Für 20 Minuten rösten, bis der Kürbis weich ist. Mit einer Gabel in spaghettiartige Fäden schaben.

2. **Putenfleischbällchen zubereiten:**
In einer Schüssel das Putenhackfleisch mit den glutenfreien Semmelbröseln, dem Ei, Salz und Pfeffer vermischen. Kleine Fleischbällchen formen und diese in einer Pfanne mit Olivenöl für 8-10 Minuten anbraten, bis sie goldbraun und durchgegart sind.

3. **Servieren:**
Die Fleischbällchen mit Marinara-Soße über einem Bett aus Spaghettikürbis anrichten.

GEBRATENE THUNFISCHSTEAKS MIT AVOCADO- UND GURKENSALAT

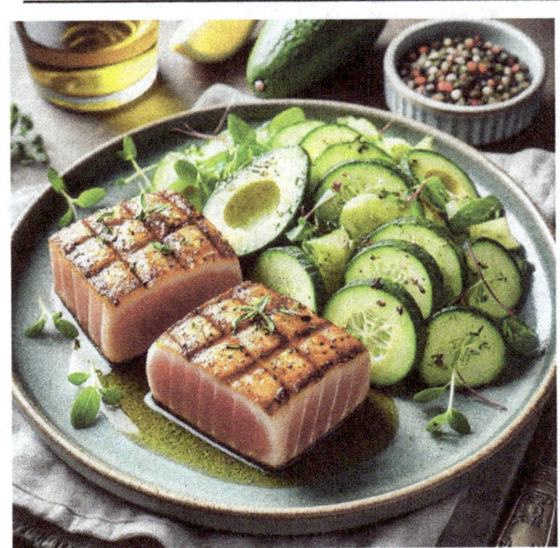

Vorbereitungszeit: 10 Minuten | **Kochzeit:** 5 Minuten | **Portionen:** 2 | **Nährwerte:** Kalorien: 350 | Eiweiß: 35g | Kohlenhydrate: 10g | Fett: 20g

Zutaten
- **Für die Thunfischsteaks:**
  - 2 Thunfischsteaks (je ca. 150 g)
  - 1 Esslöffel Olivenöl
  - Salz und Pfeffer nach Geschmack
- **Für den Avocado- und Gurkensalat:**
  - 1 Avocado, gewürfelt
  - 1 Gurke, gewürfelt
  - 1 Esslöffel Olivenöl
  - 1 Esslöffel Zitronensaft
  - Frischer Koriander zum Garnieren
  - Salz und Pfeffer nach Geschmack

Zubereitung
1. **Thunfischsteaks braten:**
Das Olivenöl in einer Pfanne bei hoher Hitze erhitzen. Die Thunfischsteaks mit Salz und Pfeffer würzen. Jede Seite 1-2 Minuten anbraten, um ein rohes Zentrum zu erhalten, oder länger, falls eine durchgegarte Variante bevorzugt wird.

2. **Avocado- und Gurkensalat zubereiten:**
In einer Schüssel die gewürfelte Avocado und Gurke mit Olivenöl, Zitronensaft und frischem Koriander vermengen. Mit Salz und Pfeffer abschmecken.

3. **Servieren:**
Die gebratenen Thunfischsteaks mit dem Avocado- und Gurkensalat anrichten und sofort servieren

<u>KOKOSMEHL-BROWNIES MIT ZARTBITTERSCHOKOLADE</u>

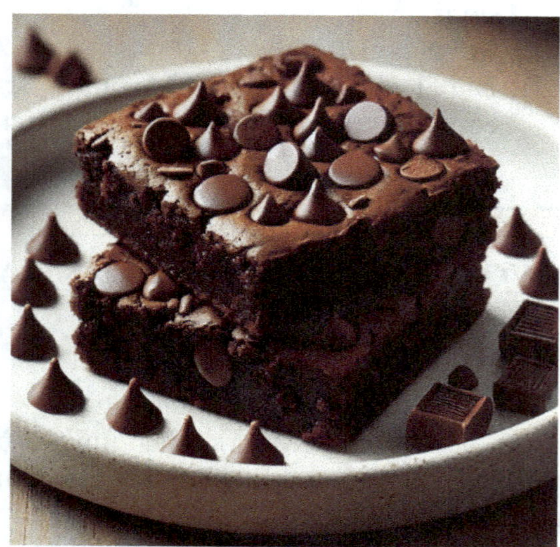

Vorbereitungszeit: 10 Minuten | **Backzeit:** 20 Minuten | **Portionen:** 8 | **Nährwerte:** Kalorien: 180 | Eiweiß: 5g | Kohlenhydrate: 15g | Fett: 12g

Zutaten

- ½ Tasse Kokosmehl
- ½ Tasse Zartbitterschokodrops
- ½ Tasse Kokosöl, geschmolzen
- ⅓ Tasse Kakaopulver
- 3 große Eier
- ¼ Tasse Ahornsirup
- 1 Teelöffel Vanilleextrakt
- ¼ Teelöffel Natron
- Prise Salz

Zubereitung

1. **Backofen vorheizen:**
   Den Backofen auf 175°C (350°F) vorheizen und eine quadratische Backform mit Backpapier auslegen.
2. **Teig zubereiten:**
   In einer großen Schüssel das Kokosmehl, Kakaopulver, Natron und Salz vermengen. In einer separaten Schüssel das geschmolzene Kokosöl, die Eier, den Ahornsirup und den Vanilleextrakt verquirlen. Die nassen und trockenen Zutaten miteinander vermengen und die Zartbitterschokodrops unterheben.
3. **Backen:**
   Den Teig in die vorbereitete Backform geben und gleichmäßig verteilen. Für 18-20 Minuten backen, oder bis ein Zahnstocher, der in die Mitte gesteckt wird, sauber herauskommt.
4. **Abkühlen und Servieren:**
   Die Brownies vollständig auskühlen lassen, bevor sie in Stücke geschnitten und serviert werden.

<u>MANDELMEHL-BLAUBEERMUFFINS</u>

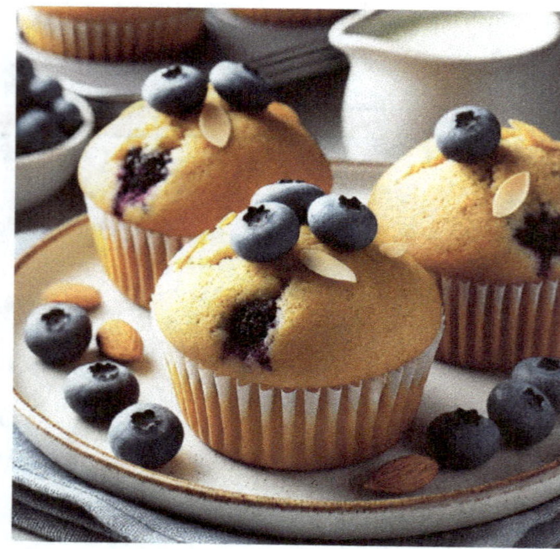

Vorbereitungszeit: 10 Minuten | **Backzeit:** 20 Minuten | **Portionen:** 12
Nährwerte pro Portion: Kalorien: 150 | Eiweiß: 6g | Kohlenhydrate: 10g | Fett: 10g

Zutaten

- 1½ Tassen Mandelmehl
- ½ Tasse Blaubeeren
- 2 große Eier
- ¼ Tasse Honig oder Ahornsirup
- 2 Esslöffel Kokosöl, geschmolzen
- 1 Teelöffel Vanilleextrakt
- 1 Teelöffel Backpulver
- Prise Salz

Zubereitung

1. **Ofen vorheizen:**
   - Heizen Sie den Ofen auf 175°C (350°F) vor und legen Sie ein Muffinblech mit Papierförmchen aus.
2. **Teig vorbereiten:**
   - In einer Schüssel Mandelmehl, Backpulver und Salz vermischen.
   - In einer separaten Schüssel die Eier, Honig, geschmolzenes Kokosöl und Vanilleextrakt verquirlen. Die trockenen Zutaten hinzufügen und vorsichtig die Blaubeeren unterheben.
3. **Backen:**
   - Den Teig in die Muffinform füllen, dabei jede Mulde zu etwa ¾ füllen. 18-20 Minuten backen, bis die Muffins goldbraun sind und ein Zahnstocher sauber herauskommt.
4. **Abkühlen lassen und servieren:**
   - Die Muffins abkühlen lassen, bevor sie serviert werden.

ZITRONENRIEGEL MIT KOKOSKRUSTE

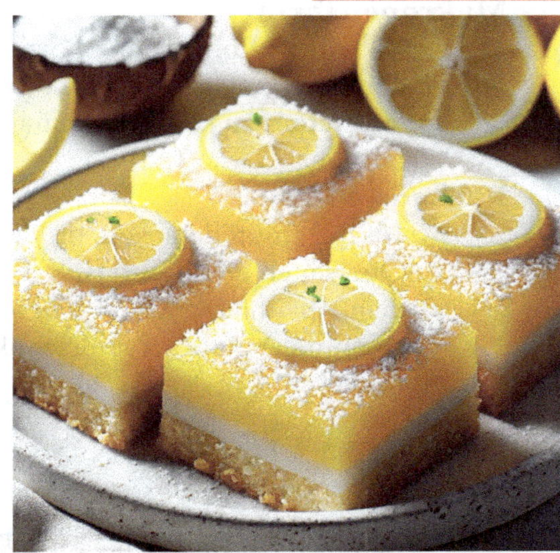

Vorbereitungszeit: 15 Minuten | **Backzeit:** 25 Minuten | **Portionen:** 9

Nährwerte pro Portion: Kalorien: 190 | Eiweiß: 3g | Kohlenhydrate: 18g | Fett: 12g

Zutaten

Für die Kruste:
- 1 Tasse Mandelmehl
- ¼ Tasse Kokosraspeln
- ¼ Tasse Kokosöl, geschmolzen
- 2 Esslöffel Ahornsirup

Für die Zitronenfüllung:
- 3 große Eier
- ½ Tasse frischer Zitronensaft
- ¼ Tasse Honig
- 1 Esslöffel Kokosmehl
- 1 Teelöffel Zitronenschale

Zubereitung

1. **Ofen vorheizen:**
   - Heizen Sie den Ofen auf 175°C (350°F) vor und legen Sie eine quadratische 20 cm (8 Zoll) große Backform mit Backpapier aus.
2. **Die Kruste vorbereiten:**
   - In einer Schüssel Mandelmehl, Kokosraspeln, geschmolzenes Kokosöl und Ahornsirup vermischen. Die Mischung gleichmäßig auf dem Boden der vorbereiteten Backform andrücken und 8-10 Minuten backen, bis sie leicht goldbraun ist.
3. **Die Füllung vorbereiten:**
   - In einer Schüssel Eier, Zitronensaft, Honig, Kokosmehl und Zitronenschale verquirlen. Die Füllung über die gebackene Kruste gießen.
4. **Die Zitronenriegel backen:**
   - 15 Minuten backen, bis die Füllung fest ist. Vor dem Schneiden und Servieren vollständig abkühlen lassen.

KOKOSMAKRONEN MIT ZARTBITTERSCHOKOLADE

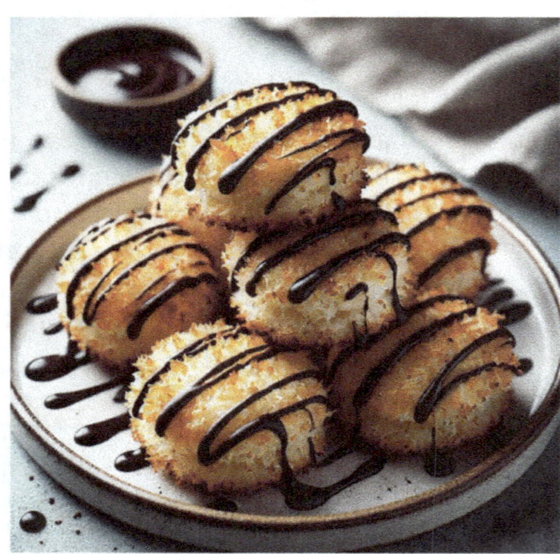

Vorbereitungszeit: 10 Minuten | **Backzeit:** 20 Minuten | **Portionen:** 12

Nährwerte pro Portion: Kalorien: 120 | Eiweiß: 2g | Kohlenhydrate: 10g | Fett: 8g

Zutaten

- 2 Tassen Kokosraspeln (ungesüßt)
- ¼ Tasse Ahornsirup
- 2 Eiweiß
- 1 Teelöffel Vanilleextrakt
- Prise Salz
- ½ Tasse Zartbitterschokolade, geschmolzen (zum Verzieren)

Zubereitung

1. **Ofen vorheizen:**
   - Heizen Sie den Ofen auf 175°C (350°F) vor und legen Sie ein Backblech mit Backpapier aus.
2. **Makronenmischung vorbereiten:**
   - In einer Schüssel die Kokosraspeln, den Ahornsirup, den Vanilleextrakt und das Salz mischen. In einer separaten Schüssel die Eiweiße steif schlagen. Die geschlagenen Eiweiße vorsichtig unter die Kokosmischung heben.
3. **Makronen formen:**
   - Mit einem Löffel kleine Portionen der Mischung auf das Backblech setzen und zu kleinen Häufchen formen.
4. **Backen:**
   - 15-20 Minuten backen, bis die Oberseiten goldbraun sind. Nach dem Abkühlen die Makronen mit geschmolzener Zartbitterschokolade verzieren

BANANENBROT MIT WALNÜSSEN

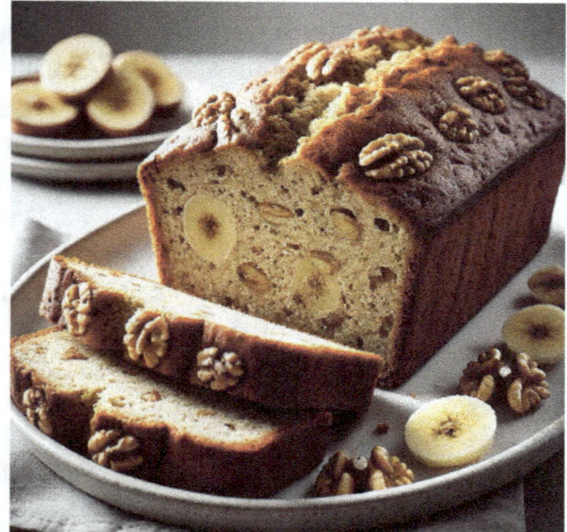

Vorbereitungszeit: 10 Minuten | **Backzeit:** 45 Minuten | **Portionen:** 8

Nährwerte pro Portion: Kalorien: 220 | Eiweiß: 5g | Kohlenhydrate: 28g | Fett: 10g

Zutaten

- 1½ Tassen Mandelmehl
- 2 reife Bananen, zerdrückt
- ¼ Tasse Walnüsse, gehackt
- ¼ Tasse Kokosöl, geschmolzen
- 2 große Eier
- 1 Teelöffel Vanilleextrakt
- 1 Teelöffel Natron
- ½ Teelöffel Zimt
- Prise Salz

Zubereitung

1. **Ofen vorheizen:**
   - Heizen Sie den Ofen auf 175°C (350°F) vor und fetten Sie eine Kastenform ein.

2. **Teig vorbereiten:**
   - In einer Schüssel Mandelmehl, Natron, Zimt und Salz mischen. In einer separaten Schüssel die zerdrückten Bananen, geschmolzenes Kokosöl, Eier und Vanilleextrakt verquirlen. Die nassen und trockenen Zutaten zusammenfügen und die gehackten Walnüsse unterheben.

3. **Backen:**
   - Den Teig in die vorbereitete Kastenform geben und 40-45 Minuten backen, bis ein Zahnstocher sauber herauskommt.

4. **Abkühlen und Servieren:**
   - Das Bananenbrot vollständig abkühlen lassen, bevor Sie es in Scheiben schneiden und servieren.

CHIA-PUDDING MIT MANDELMILCH UND HIMBEEREN

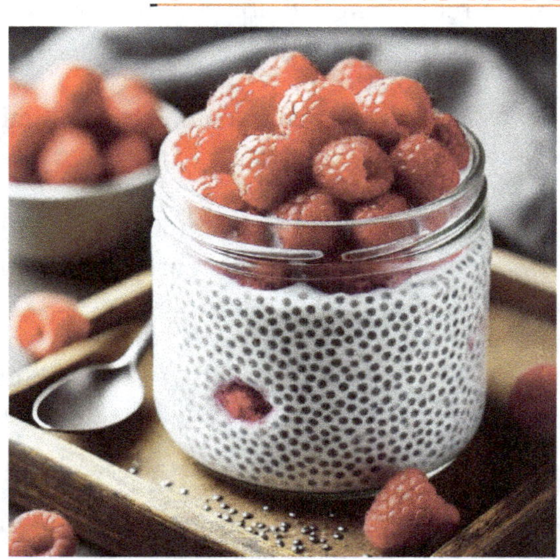

Vorbereitungszeit: 10 Minuten | **Kühlzeit:** 1 Stunde | **Portionen:** 4
Nährwerte pro Portion: Kalorien: 150 | Eiweiß: 5g | Kohlenhydrate: 15g | Fett: 8g
Zutaten
- 1 Tasse ungesüßte Mandelmilch
- ¼ Tasse Chiasamen
- 1 Esslöffel Ahornsirup
- 1 Teelöffel Vanilleextrakt
- 1 Tasse frische Himbeeren (zum Garnieren)

Zubereitung
1. **Pudding zubereiten:**
   - In einer Schüssel Mandelmilch, Chiasamen, Ahornsirup und Vanilleextrakt verquirlen. Die Mischung 5 Minuten stehen lassen und erneut verrühren, um Klumpen zu vermeiden.

2. **Pudding kühlen:**
   - Abdecken und mindestens 1 Stunde im Kühlschrank ruhen lassen, bis die Mischung eine puddingähnliche Konsistenz erreicht.

3. **Servieren:**
   - Mit frischen Himbeeren garnieren und gekühlt servieren.

KOKOS- UND MANDEL-ENERGIEBÄLLCHEN OHNE BACKEN

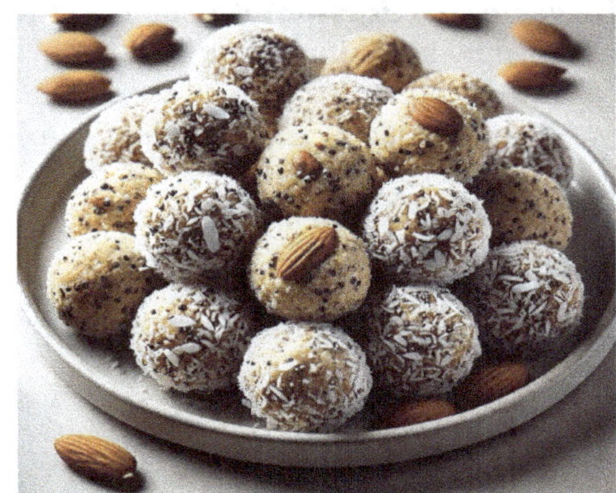

Vorbereitungszeit: 10 Minuten | **Kühlzeit:** 30 Minuten | **Portionen:** 12
Nährwerte pro Portion: Kalorien: 90 | Eiweiß: 3g | Kohlenhydrate: 10g | Fett: 6g
Zutaten
- 1 Tasse Mandelmehl
- ½ Tasse Kokosraspeln (ungesüßt)
- ¼ Tasse Mandelmus
- 2 Esslöffel Ahornsirup
- 1 Esslöffel Chiasamen
- 1 Teelöffel Vanilleextrakt

Zubereitung

1. **Mischung zubereiten:**
   - Mandelmehl, Kokosraspeln, Mandelmus, Ahornsirup, Chiasamen und Vanilleextrakt in einer Schüssel vermengen, bis eine gleichmäßige Masse entsteht.

2. **Energiebällchen formen:**
   - Kleine Portionen der Mischung abstechen und zu Kugeln rollen.

3. **Kühlen und servieren:**
   - Die Energiebällchen auf ein Backblech legen und für 30 Minuten im Kühlschrank kühlen, bevor sie serviert werden.

GEBACKENE BIRNEN MIT ZIMT UND HONIG

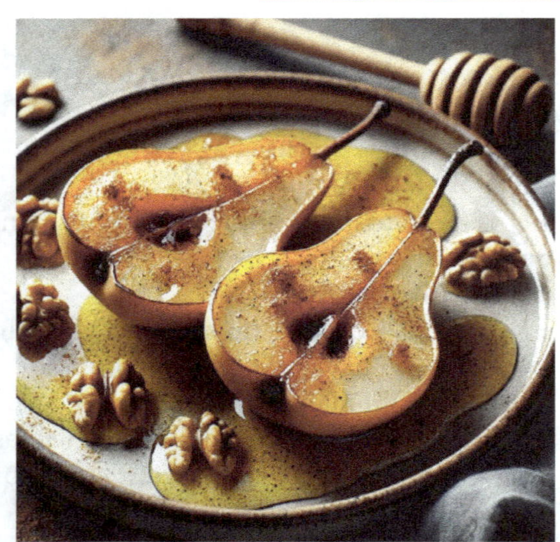

Zutaten

- 4 reife Birnen, halbiert und entkernt
- 2 Esslöffel Honig
- 1 Teelöffel Zimt
- ¼ Tasse gehackte Walnüsse (optional)

Zubereitung

1. **Ofen vorheizen:**
   - Den Backofen auf 175°C (350°F) vorheizen und ein Backblech mit Backpapier auslegen.

2. **Birnen vorbereiten:**
   - Die Birnenhälften auf das Backblech legen. Mit Honig beträufeln und mit Zimt bestreuen.

3. **Birnen backen:**
   - Für 15-20 Minuten backen, bis die Birnen weich sind.

4. **Servieren:**
   - Die warmen gebackenen Birnen servieren und nach Wunsch mit gehackten Walnüssen garnieren.

Vorbereitungszeit: 5 Minuten | **Backzeit:** 20 Minuten | **Portionen:** 4

Nährwerte pro Portion: Kalorien: 140 | Eiweiß: 1g | Kohlenhydrate: 30g | Fett: 2g

APFEL-CRISP MIT MANDEL-TOPPING

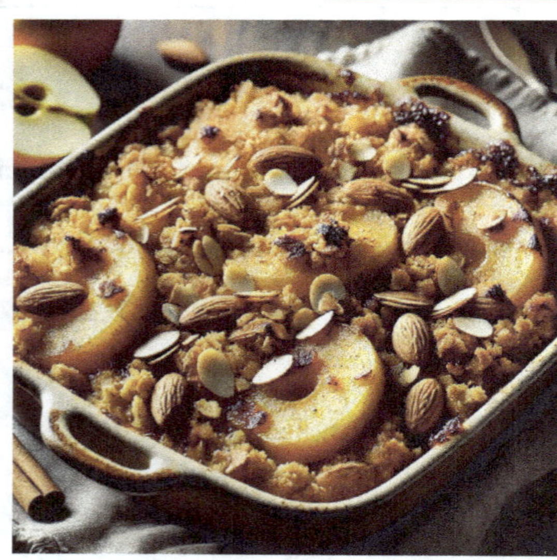

Vorbereitungszeit: 10 Minuten | **Backzeit:** 25 Minuten | **Portionen:** 6

Nährwerte pro Portion: Kalorien: 200 | Eiweiß: 4g | Kohlenhydrate: 30g | Fett: 10g

Zutaten

- 4 mittelgroße Äpfel, geschält und in Scheiben geschnitten
- 1 Esslöffel Zitronensaft
- 1 Teelöffel Zimt
- 1 Tasse Mandelmehl
- ¼ Tasse Kokosöl, geschmolzen
- 2 Esslöffel Ahornsirup
- ¼ Tasse gehackte Mandeln

Zubereitung

1. **Ofen vorheizen:**
   - Den Backofen auf 175°C (350°F) vorheizen und eine Auflaufform einfetten.
2. **Füllung vorbereiten:**
   - In einer Schüssel die Apfelscheiben mit Zitronensaft und Zimt vermischen. Die Mischung in die Auflaufform geben.
3. **Topping vorbereiten:**
   - In einer separaten Schüssel Mandelmehl, geschmolzenes Kokosöl, Ahornsirup und gehackte Mandeln vermischen. Das Topping gleichmäßig über die Äpfel streuen.
4. **Backen:**
   - Für 25-30 Minuten backen, bis das Topping goldbraun ist und die Äpfel weich sind.
5. **Servieren:**
   - Warm servieren, optional mit einer Kugel milchfreiem Eis

KÜRBIS-GEWÜRZ-MUFFINS MIT KOKOSMEHL

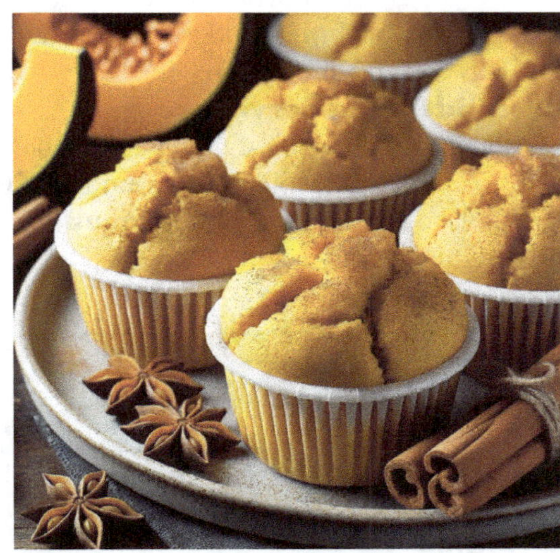

Vorbereitungszeit: 10 Minuten | **Backzeit:** 25 Minuten | **Portionen:** 12
Nährwerte pro Portion: Kalorien: 140 | Eiweiß: 4g | Kohlenhydrate: 18g | Fett: 8g

Zutaten
- ½ Tasse Kokosmehl
- 1 Tasse Kürbispüree
- 3 große Eier
- ¼ Tasse Kokosöl, geschmolzen
- ¼ Tasse Ahornsirup
- 1 Teelöffel Vanilleextrakt
- 1 Teelöffel Zimt
- ½ Teelöffel Pumpkin-Pie-Gewürz
- 1 Teelöffel Natron

Zubereitung

1. **Ofen vorheizen:**
   - Den Backofen auf 175°C (350°F) vorheizen und ein Muffinblech mit Papierförmchen auslegen.
2. **Teig zubereiten:**
   - In einer Schüssel Kokosmehl, Zimt, Pumpkin-Pie-Gewürz und Natron vermengen. In einer separaten Schüssel Kürbispüree, geschmolzenes Kokosöl, Eier, Ahornsirup und Vanilleextrakt verquirlen. Die feuchten Zutaten mit den trockenen Zutaten vermengen, bis ein gleichmäßiger Teig entsteht.
3. **Backen:**
   - Den Teig in die Muffinförmchen füllen, dabei jede Form zu etwa ¾ füllen. Für 20-25 Minuten backen, bis ein Zahnstocher sauber herauskommt.
4. **Abkühlen und Servieren:**
   - Die Muffins abkühlen lassen, bevor sie serviert werden

SCHOKOLADENSTÜCKCHEN-COOKIE-DOUGH-HÄPPCHEN

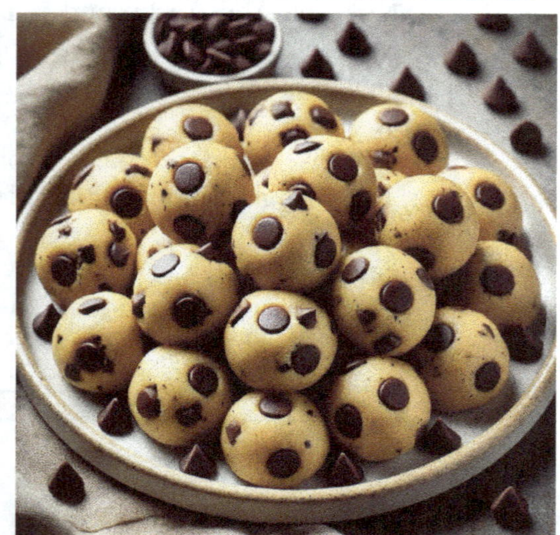

Vorbereitungszeit: 10 Minuten | **Kühlzeit:** 20 Minuten | **Portionen:** 12

Nährwerte pro Portion: Kalorien: 100 | Eiweiß: 2g | Kohlenhydrate: 12g | Fett: 6g

Zutaten

- 1 Tasse Mandelmehl
- ¼ Tasse dunkle Schokoladenstückchen
- 2 Esslöffel Kokosöl, geschmolzen
- 2 Esslöffel Ahornsirup
- 1 Teelöffel Vanilleextrakt
- Eine Prise Salz

Zubereitung

1. **Teig zubereiten:**
   - In einer Schüssel Mandelmehl, geschmolzenes Kokosöl, Ahornsirup, Vanilleextrakt und Salz vermischen, bis eine gleichmäßige Masse entsteht. Schokoladenstückchen unterheben.

2. **Häppchen formen:**
   - Kleine Portionen des Teigs abnehmen und zu mundgerechten Kugeln formen.

3. **Kühlen und Servieren:**
   - Die Cookie-Dough-Häppchen auf ein Backblech legen und für 20 Minuten im Kühlschrank fest werden lassen

MILCHFREIE KOKOSNUSS-EISCREME MIT ZARTBITTERSCHOKOLADE

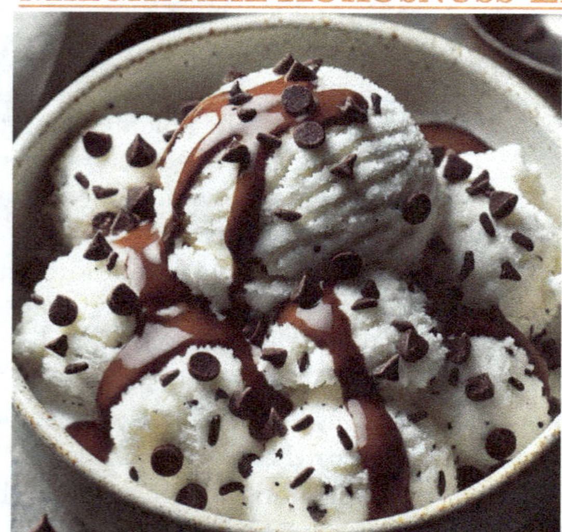

Vorbereitungszeit: 10 Minuten | **Gefrierzeit:** 4 Stunden | **Portionen:** 4

Nährwerte pro Portion: Kalorien: 210 | Eiweiß: 3g | Kohlenhydrate: 20g | Fett: 14g

Zutaten

- 1 Dose Kokosmilch (Vollfett)
- ¼ Tasse Ahornsirup
- 1 Teelöffel Vanilleextrakt
- ¼ Tasse Zartbitterschokoladenstückchen (milchfrei)

Zubereitung

1. **Eiscreme-Mischung vorbereiten:**
   - In einer Schüssel die Kokosmilch, den Ahornsirup und den Vanilleextrakt glattrühren.

2. **Eiscreme rühren:**
   - Falls eine Eismaschine verwendet wird, die Mischung in die Maschine füllen und gemäß den Herstellerangaben rühren. Ohne Maschine die Mischung in eine flache Schale geben und alle 30 Minuten umrühren, bis sie glatt und cremig ist.

3. **Schokoladenstückchen hinzufügen:**
   - Die Zartbitterschokoladenstückchen unterheben, sobald die Mischung eine Softeis-Konsistenz erreicht hat.

4. **Gefrieren und Servieren:**

o   Für weitere 1-2 Stunden einfrieren, bis die Eiscreme fest ist.

Anschließend Kugeln formen und servieren

KAROTTENKUCHEN MIT MILCHFREIEM FROSTING

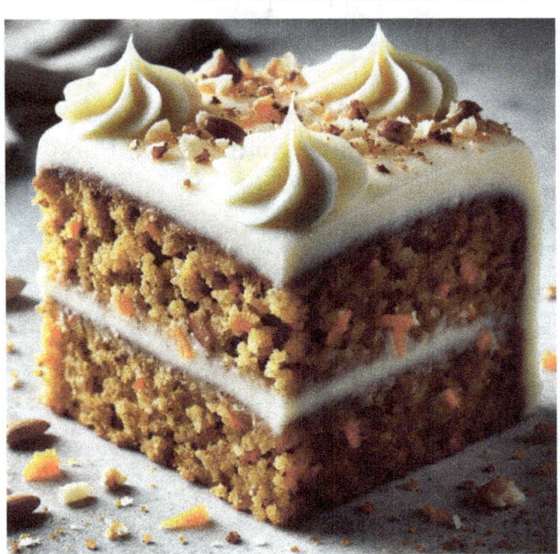

Vorbereitungszeit: 15 Minuten | **Backzeit:** 30 Minuten | **Portionen:** 8

Nährwerte pro Portion: Kalorien: 250 | Eiweiß: 6g | Kohlenhydrate: 28g | Fett: 14g

Zutaten

Für den Kuchen:

- 1½ Tassen Mandelmehl
- 2 große Eier
- 1 Tasse geriebene Karotten
- ¼ Tasse Kokosöl, geschmolzen
- ¼ Tasse Ahornsirup
- 1 Teelöffel Vanilleextrakt
- 1 Teelöffel Zimt
- 1 Teelöffel Natron
- Prise Salz

Für das Milchfreie Frosting:

- ½ Tasse Kokoscreme (gekühlt)
- 1 Esslöffel Ahornsirup
- ½ Teelöffel Vanilleextrakt

Zubereitung

1. **Ofen Vorheizen:**
   - Den Ofen auf 175°C (350°F) vorheizen und eine Kuchenform einfetten.

2. **Teig Zubereiten:**
   - In einer Schüssel Mandelmehl, Zimt, Natron und Salz mischen. In einer separaten Schüssel das geschmolzene Kokosöl, die Eier, den Ahornsirup und den Vanilleextrakt verquirlen. Die geriebenen Karotten unterheben und die nassen Zutaten mit den trockenen Zutaten kombinieren.

3. **Kuchen Backen:**
   - Den Teig in die gefettete Kuchenform geben und 25-30 Minuten backen, bis ein Zahnstocher sauber herauskommt.

4. **Frosting Zubereiten:**
   - Während der Kuchen abkühlt, die gekühlte Kokoscreme mit Ahornsirup und Vanilleextrakt aufschlagen, bis sie leicht und fluffig ist.

5. **Frosting und Servieren:**
   - Den abgekühlten Kuchen mit dem milchfreien Frosting bestreichen und servieren

PFIRSICH-COBBLER MIT MANDELMEHLKRUSTE

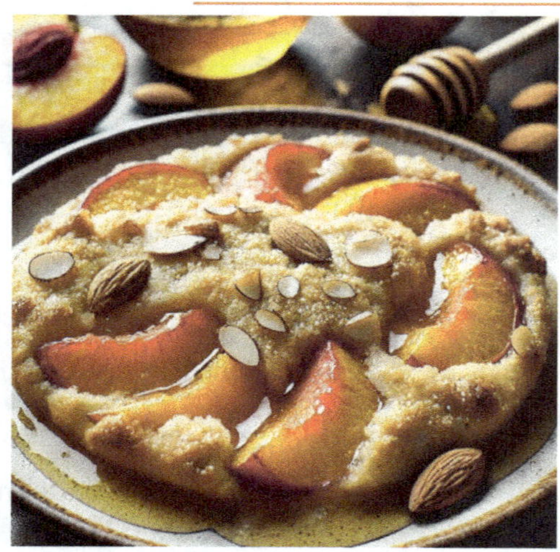

Vorbereitungszeit: 10 Minuten | **Backzeit:** 25 Minuten | **Portionen:** 6

Nährwerte pro Portion: Kalorien: 180 | Eiweiß: 4g | Kohlenhydrate: 25g | Fett: 8g

Zutaten

- 4 reife Pfirsiche, in Scheiben geschnitten
- 1 Esslöffel Zitronensaft
- 2 Esslöffel Honig
- 1 Teelöffel Zimt
- 1 Tasse Mandelmehl
- ¼ Tasse Kokosöl, geschmolzen
- 1 Esslöffel Ahornsirup

Zubereitung

1. **Ofen Vorheizen:**
   - Den Ofen auf 175°C (350°F) vorheizen und eine Auflaufform einfetten.
2. **Pfirsichfüllung Zubereiten:**
   - In einer Schüssel die Pfirsichscheiben mit Zitronensaft, Honig und Zimt vermischen. Die Mischung gleichmäßig in der gefetteten Auflaufform verteilen.
3. **Kruste Zubereiten:**
   - In einer separaten Schüssel das Mandelmehl, geschmolzene Kokosöl und den Ahornsirup vermengen. Die Krümelmischung über die Pfirsichfüllung streuen.
4. **Backen:**
   - Den Cobbler für 25 Minuten backen, bis die Kruste goldbraun ist und die Pfirsiche sprudeln.
5. **Servieren:**
   - Warm servieren, optional mit einer Kugel milchfreiem Eis.

ERDBEER-BASILIKUM-SORBET (ZUCKERFREI)

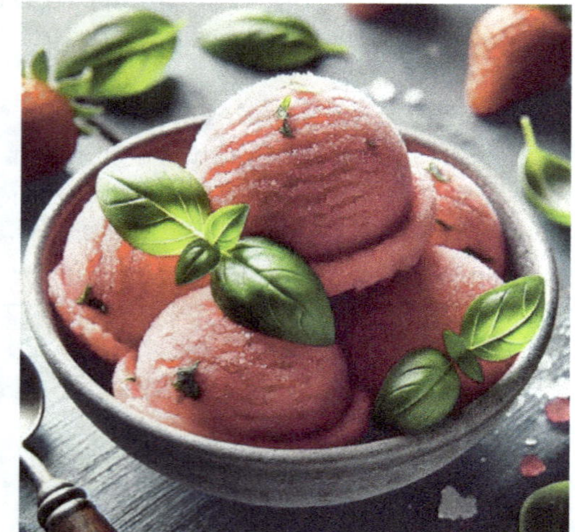

Vorbereitungszeit: 10 Minuten | **Gefrierzeit:** 2 Stunden | **Portionen:** 4

Nährwerte pro Portion: Kalorien: 70 | Eiweiß: 1g | Kohlenhydrate: 18g | Fett: 0g

Zutaten

- 2 Tassen frische Erdbeeren, entstielt
- ¼ Tasse frische Basilikumblätter
- ¼ Tasse Wasser
- 1 Esslöffel Zitronensaft
- 1 Esslöffel Honig (optional)

Zubereitung

1. **Zutaten Mixen:**
   - In einem Mixer oder einer Küchenmaschine die Erdbeeren, Basilikumblätter, Wasser, Zitronensaft und (falls gewünscht) Honig glatt pürieren.
2. **Sorbet Einfrieren:**
   - Die Mischung in eine flache Form gießen und für 2 Stunden einfrieren. Alle 30 Minuten umrühren, bis die Konsistenz eines Sorbets erreicht ist.
3. **Servieren:**
   - Das Sorbet in Schüsseln portionieren und gekühlt servieren.

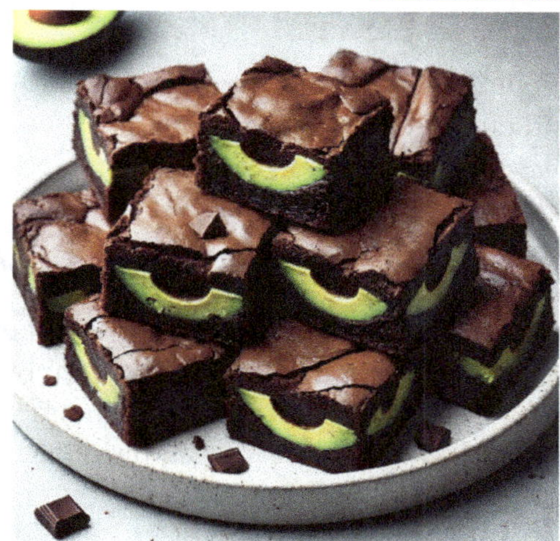

Vorbereitungszeit: 10 Minuten | **Backzeit:** 20 Minuten | **Portionen:** 8

Nährwerte pro Portion: Kalorien: 180 | Eiweiß: 4g | Kohlenhydrate: 15g | Fett: 12g

Zutaten

- 2 reife Avocados, zerdrückt
- ½ Tasse Kakaopulver
- ½ Tasse Kokoszucker
- 2 große Eier
- 1 Teelöffel Vanilleextrakt
- ¼ Tasse Mandelmehl
- ½ Teelöffel Natron
- Prise Salz

Zubereitung

1. **Backofen Vorheizen:**
   - Den Backofen auf 175°C vorheizen und eine Backform einfetten.
2. **Teig Vorbereiten:**
   - In einer Schüssel die zerdrückten Avocados, das Kakaopulver, den Kokoszucker, die Eier und den Vanilleextrakt vermischen. Das Mandelmehl, das Natron und eine Prise Salz einrühren, bis ein glatter Teig entsteht.
3. **Backen:**
   - Den Teig in die gefettete Backform geben und für 18-20 Minuten backen, bis ein Zahnstocher sauber herauskommt.
4. **Abkühlen und Servieren:**
   - Die Brownies vollständig abkühlen lassen, bevor sie geschnitten und serviert werden.

GEBACKENE ÄPFEL MIT MANDELBUTTER UND ROSINEN

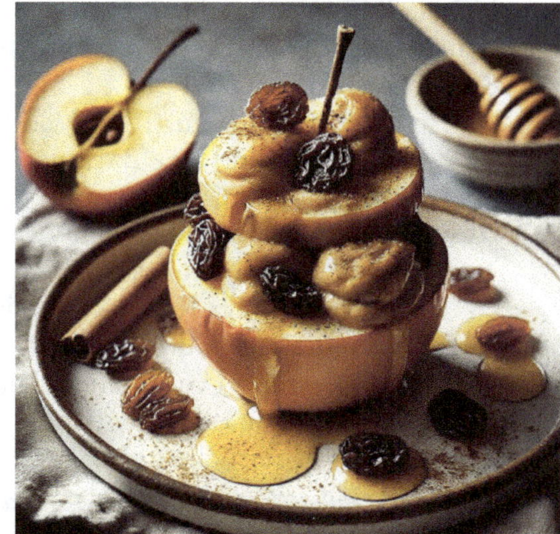

Vorbereitungszeit: 5 Minuten | **Backzeit:** 25 Minuten | **Portionen:** 4

Nährwerte pro Portion: Kalorien: 150 | Eiweiß: 2g | Kohlenhydrate: 30g | Fett: 4g

Zutaten

- 4 große Äpfel, entkernt
- ¼ Tasse Mandelbutter
- ¼ Tasse Rosinen
- 1 Teelöffel Zimt
- 1 Esslöffel Honig (optional)

Zubereitung

1. **Backofen Vorheizen:**
   - Den Backofen auf 175°C vorheizen und eine Auflaufform einfetten.
2. **Äpfel Vorbereiten:**
   - Die entkernten Äpfel in die Auflaufform stellen und mit Mandelbutter, Rosinen und einer Prise Zimt füllen. Nach Belieben mit Honig beträufeln.
3. **Äpfel Backen:**
   - Die Äpfel für 20-25 Minuten backen, bis sie weich sind.
4. **Servieren:**
   - Die gebackenen Äpfel warm servieren.

Milchfreies Schokoladen-Bananen-Eis

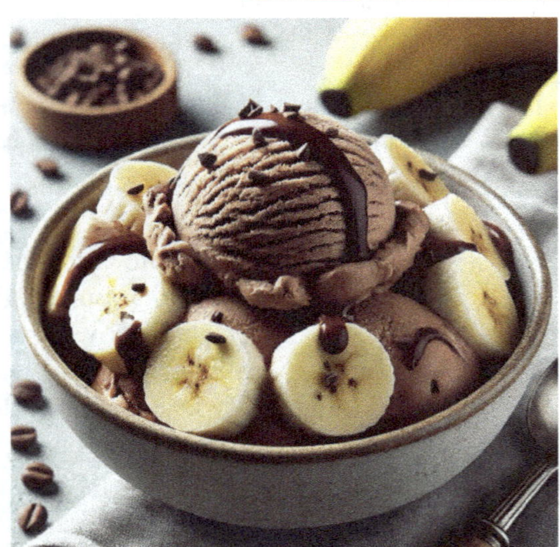

Vorbereitungszeit: 5 Minuten | **Gefrierzeit:** 2 Stunden | **Portionen:** 4

Nährwerte pro Portion: Kalorien: 140 | Eiweiß: 2g | Kohlenhydrate: 30g | Fett: 4g

Zutaten

- 4 reife Bananen, in Scheiben geschnitten und eingefroren
- 2 Esslöffel Kakaopulver
- 1 Teelöffel Vanilleextrakt

Zubereitung

1. **Eis Mixen:**
   - Die gefrorenen Bananenscheiben zusammen mit dem Kakaopulver und dem Vanilleextrakt in einen Mixer geben. Mixen, bis die Masse glatt und cremig ist.
2. **Einfrieren:**
   - Die Mischung in einen gefriergeeigneten Behälter geben und für 1-2 Stunden einfrieren, bis sie fest ist.
3. **Servieren:**
   - Das Eis in Schalen portionieren und servieren

Kokos-Limetten-Riegel mit Mandelmehlboden

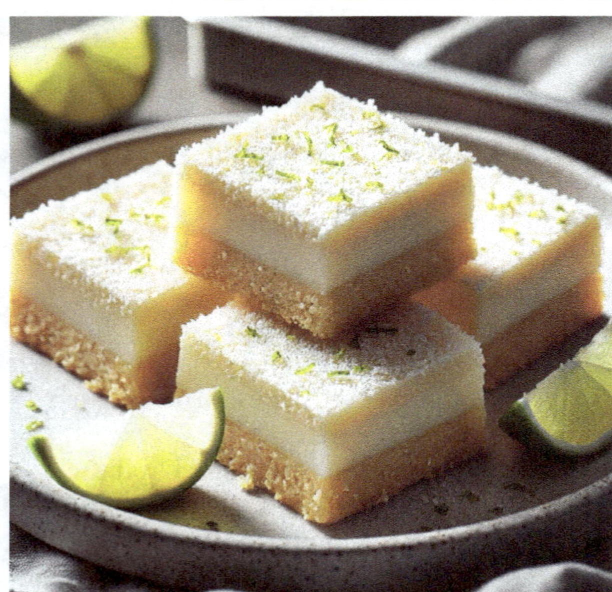

Vorbereitungszeit: 10 Minuten | **Backzeit:** 20 Minuten | **Portionen:** 9

Nährwerte pro Portion: Kalorien: 160 | Eiweiß: 4g | Kohlenhydrate: 18g | Fett: 8g

Zutaten

- 1 Tasse Mandelmehl
- ¼ Tasse Kokosraspeln (ungesüßt)
- ¼ Tasse Kokosöl, geschmolzen
- ¼ Tasse Honig
- 2 Esslöffel Limettensaft
- 1 Teelöffel Limettenschale

Zubereitung

1. **Backofen Vorheizen:**
   - Den Backofen auf 175°C (350°F) vorheizen und eine Backform mit Backpapier auslegen.
2. **Den Boden Vorbereiten:**
   - Mandelmehl, Kokosraspeln, geschmolzenes Kokosöl, Honig, Limettensaft und Limettenschale in einer Schüssel vermischen. Die Mischung in die vorbereitete Backform drücken.
3. **Backen:**
   - Den Boden 18-20 Minuten backen, bis er goldbraun ist.
4. **Abkühlen und Servieren:**
   - Die Riegel vollständig auskühlen lassen, bevor sie in Stücke geschnitten und serviert werden

Kapitel 8: Snack-Rezepte

KNUSPRIG GERÖSTETE KICHERERBSEN MIT GERÄUCHERTER PAPRIKA

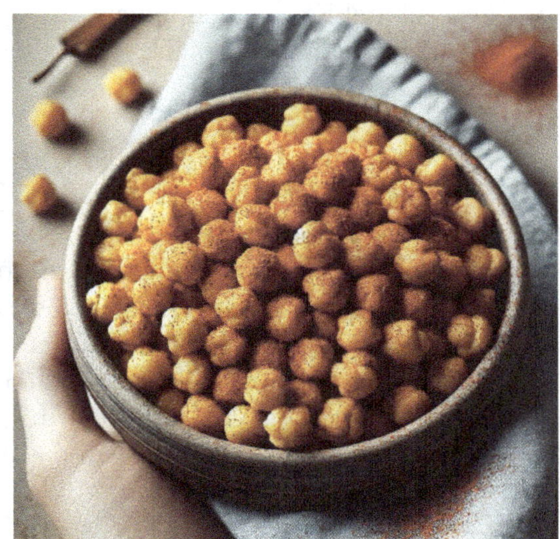

Vorbereitungszeit: 5 Minuten | **Garzeit:** 30 Minuten | **Portionen:** 4 | **Nährwerte:** Kalorien: 140 | Eiweiß: 7 g | Kohlenhydrate: 20 g | Fett: 4 g

Zutaten

- 1 Dose (400 g) Kichererbsen, abgetropft und abgespült
- 1 Esslöffel Olivenöl
- 1 Teelöffel geräucherte Paprika
- ½ Teelöffel Knoblauchpulver
- ½ Teelöffel Meersalz

Anleitung

1. **Backofen vorheizen:** Heizen Sie den Backofen auf 200 °C vor und legen Sie ein Backblech mit Backpapier aus.
2. **Kichererbsen vorbereiten:** Tupfen Sie die Kichererbsen mit einem sauberen Tuch trocken. Geben Sie die Kichererbsen in eine Schüssel und mischen Sie sie mit Olivenöl, geräucherter Paprika, Knoblauchpulver und Meersalz.
3. **Kichererbsen rösten:** Verteilen Sie die Kichererbsen in einer einzigen Schicht auf dem vorbereiteten Backblech. Rösten Sie sie 25-30 Minuten lang, dabei das Blech nach der Hälfte der Zeit einmal schütteln, bis die Kichererbsen knusprig und goldbraun sind.
4. **Servieren:** Lassen Sie die Kichererbsen kurz abkühlen, bevor Sie sie servieren. Genießen Sie sie als knusprigen Snack!

APFELSCHEIBEN MIT MANDELBUTTER UND ZIMT

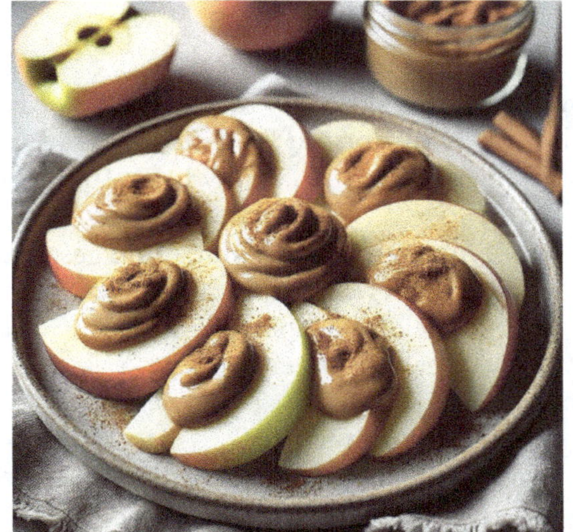

Vorbereitungszeit: 5 Minuten | **Portionen:** 1 | **Nährwerte:** Kalorien: 180 | Eiweiß: 4 g | Kohlenhydrate: 26 g | Fett: 8 g

Zutaten

- 1 Apfel, in Scheiben geschnitten
- 2 Esslöffel Mandelbutter
- ¼ Teelöffel Zimt

Anleitung

1. **Apfelscheiben vorbereiten:** Den Apfel entkernen und in Scheiben schneiden.
2. **Servieren:** Bestreichen Sie jede Apfelscheibe mit Mandelbutter und bestreuen Sie sie mit Zimt. Sofort genießen – ein schneller und sättigender Snack!

KOKOSMEHL-CRACKER MIT GUACAMOLE

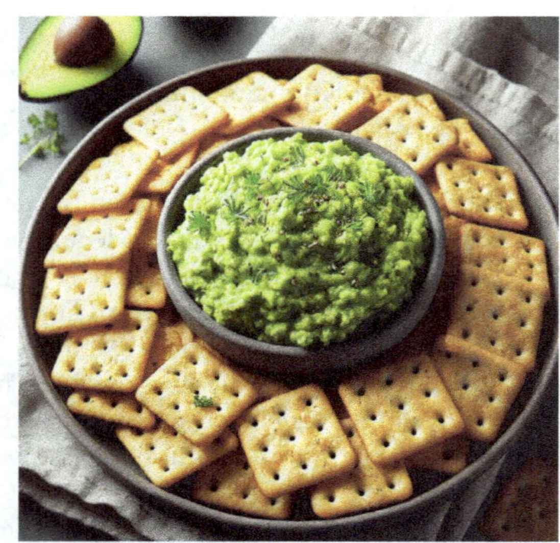

Vorbereitungszeit: 10 Minuten | **Backzeit:** 20 Minuten | **Portionen:** 4 | **Nährwerte:** Kalorien: 160 | Eiweiß: 6 g | Kohlenhydrate: 8 g | Fett: 12 g

Zutaten

Für die Cracker:

- ½ Tasse Kokosmehl
- 1 Esslöffel gemahlene Leinsamen
- ½ Teelöffel Meersalz
- 2 große Eier
- 2 Esslöffel Olivenöl

Für die Guacamole:

- 1 reife Avocado, zerdrückt
- 1 Esslöffel Limettensaft
- ½ Teelöffel Knoblauchpulver
- Meersalz nach Geschmack

Anleitung

1. **Ofen vorheizen:**
   Den Ofen auf 175°C vorheizen und ein Backblech mit Backpapier auslegen.
2. **Cracker zubereiten:**
   In einer Schüssel Kokosmehl, Leinsamen und Meersalz vermischen. Eier und Olivenöl hinzufügen und zu einem Teig kneten. Den Teig zwischen zwei Backpapierblättern auf eine Dicke von 0,5 cm ausrollen. In Crackerform schneiden und auf das vorbereitete Backblech legen.
3. **Cracker backen:**
   Die Cracker für 15-20 Minuten backen, bis sie goldbraun und knusprig sind.
4. **Guacamole zubereiten:**
   In einer Schüssel die Avocado mit Limettensaft, Knoblauchpulver und Salz zerdrücken.
5. **Servieren:**
   Die Kokosmehl-Cracker mit der Guacamole servieren – perfekt zum Dippen!

GEBACKENE ZUCCHINI-CHIPS MIT KNOBLAUCH UND MEERSALZ

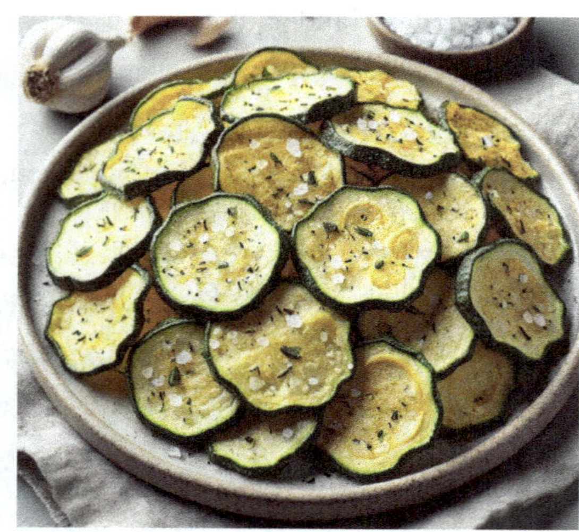

Vorbereitungszeit: 10 Minuten | **Backzeit:** 25 Minuten | **Portionen:** 2 | **Nährwerte:** Kalorien: 100 | Eiweiß: 2 g | Kohlenhydrate: 10 g | Fett: 7 g

Zutaten

- 2 mittelgroße Zucchini, dünn geschnitten
- 1 Esslöffel Olivenöl
- ½ Teelöffel Knoblauchpulver
- ½ Teelöffel Meersalz

Anleitung

1. **Ofen vorheizen:**
   Den Ofen auf 190°C vorheizen und ein Backblech mit Backpapier auslegen.
2. **Zucchini vorbereiten:**
   Die Zucchinischeiben in einer Schüssel mit

Olivenöl, Knoblauchpulver und Meersalz vermengen.

3. **Chips backen:**
   Die Zucchinischeiben in einer einzigen Schicht auf das Backblech legen. Für 20-25 Minuten backen, dabei nach der Hälfte der Zeit wenden, bis sie knusprig und goldbraun sind.

4. **Servieren:**
   Die Chips vor dem Servieren abkühlen lassen. Genießen Sie diesen gesunden, glutenfreien Snack!

ENERGIEBÄLLCHEN MIT DATTELN UND MANDELN

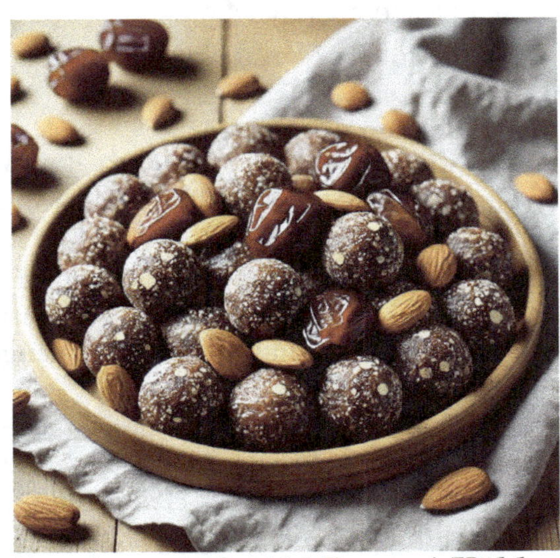

Zutaten
- 1 Tasse entsteinte Datteln
- ½ Tasse Mandeln
- ¼ Tasse Mandelmus
- 1 Esslöffel Chiasamen
- 1 Teelöffel Vanilleextrakt

Anleitung
1. **Zutaten mixen:**
   Die Datteln, Mandeln, Mandelmus, Chiasamen und Vanilleextrakt in einer Küchenmaschine mixen, bis eine klebrige Masse entsteht.
2. **Energiebällchen formen:**
   Kleine Portionen der Masse abnehmen und zu mundgerechten Kugeln rollen.
3. **Kühlen und servieren:**
   Die Energiebällchen auf ein Backblech legen und für 20 Minuten im Kühlschrank kühlen. Anschließend servieren.

Vorbereitungszeit: 10 Minuten | **Kühlzeit:** 20 Minuten | **Portionen:** 12 | **Nährwerte:** Kalorien: 100 | Eiweiß: 3 g | Kohlenhydrate: 12 g | Fett: 6 g

KAROTTEN- UND GURKENSTICKS MIT MILCHFREIEM RANCH-DIP

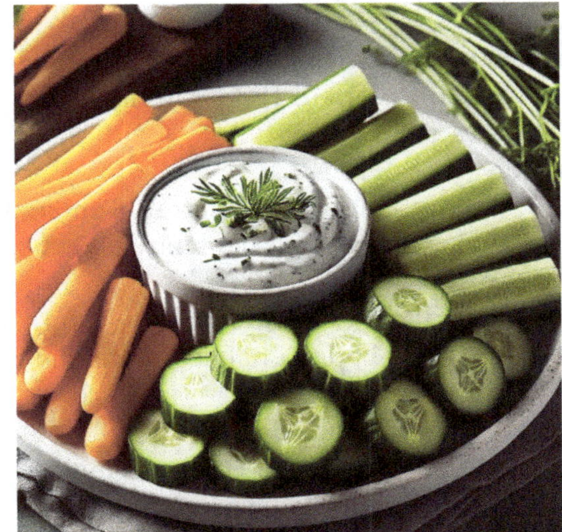

Zutaten
Für die Gemüsesticks:
- 2 Karotten, in Stifte geschnitten
- 1 Gurke, in Stifte geschnitten

Für den milchfreien Ranch-Dip:
- ½ Tasse milchfreier Joghurt
- 1 Esslöffel frischer Dill, gehackt
- 1 Esslöffel frische Petersilie, gehackt
- ½ Teelöffel Knoblauchpulver
- ½ Teelöffel Zwiebelpulver
- Meersalz und Pfeffer nach Geschmack

Anleitung
1. **Gemüsesticks vorbereiten:**
   Die Karotten und Gurken in Stifte schneiden und auf einem Teller anrichten.

Vorbereitungszeit: 10 Minuten | **Portionen:** 4 | **Nährwerte:** Kalorien: 120 | Eiweiß: 2 g | Kohlenhydrate: 8 g | Fett: 10 g

2. **Ranch-Dip zubereiten:**
   In einer Schüssel den milchfreien Joghurt mit Dill, Petersilie, Knoblauchpulver, Zwiebelpulver, Salz und Pfeffer verrühren.

3. **Servieren:**
   Die Gemüsesticks mit dem Ranch-Dip servieren – perfekt als leichter und erfrischender Snack.

GEWÜRZTE KÜRBISKERNE (PEPITAS)

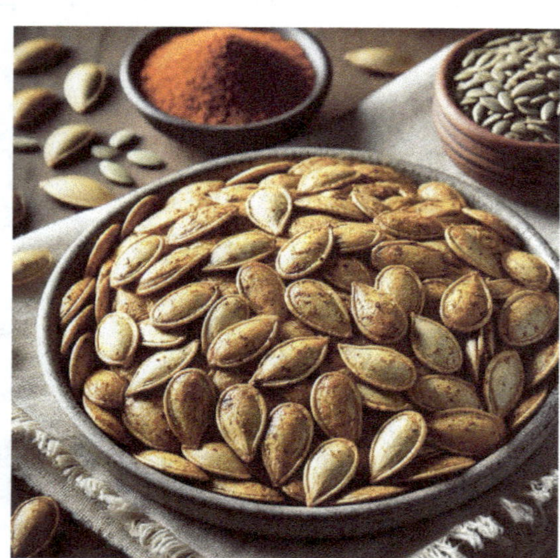

Vorbereitungszeit: 5 Minuten | **Backzeit:** 15 Minuten | **Portionen:** 4 | **Nährwerte:** Kalorien: 180 | Eiweiß: 7 g | Kohlenhydrate: 6 g | Fett: 15 g

Zutaten

- 1 Tasse rohe Kürbiskerne (Pepitas)
- 1 Esslöffel Olivenöl
- ½ Teelöffel geräuchertes Paprikapulver
- ½ Teelöffel Kreuzkümmel
- ½ Teelöffel Meersalz

Anleitung

1. **Backofen vorheizen:**
   Den Backofen auf 175 °C (350 °F) vorheizen und ein Backblech mit Backpapier auslegen.

2. **Kürbiskerne vorbereiten:**
   In einer Schüssel die Kürbiskerne mit Olivenöl, geräuchertem Paprikapulver, Kreuzkümmel und Meersalz vermengen.

3. **Kerne backen:**
   Die Kürbiskerne gleichmäßig auf dem Backblech verteilen und für 12-15 Minuten backen, dabei nach der Hälfte der Zeit umrühren, bis sie knusprig sind.

4. **Servieren:**
   Die Kerne abkühlen lassen und als knusprigen Snack oder als Topping für Salate genießen.

GEFÜLLTE MINI-PAPRIKA MIT HUMMUS

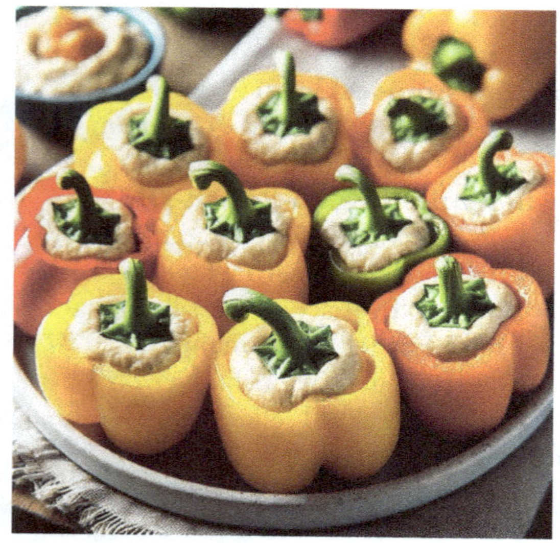

Vorbereitungszeit: 5 Minuten | **Portionen:** 4 | **Nährwerte:** Kalorien: 120 | Eiweiß: 3 g | Kohlenhydrate: 8 g | Fett: 9 g

Zutaten

- 12 Mini-Paprika, halbiert und entkernt
- ½ Tasse Hummus (glutenfrei)

Anleitung

1. **Paprika vorbereiten:**
   Die Mini-Paprika halbieren und die Kerne entfernen.

2. **Mit Hummus füllen:**
   Jeweils einen Löffel Hummus in die Paprikahälften geben.

3. **Servieren:**
   Die gefüllten Paprika auf einem Teller

anrichten und sofort als bunter, glutenfreier
Snack servieren

SÜßKARTOFFEL-TOAST MIT AVOCADO UND HANFSAMEN

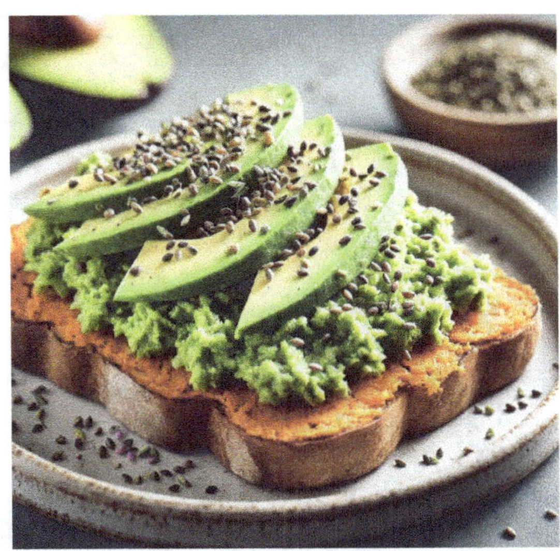

Vorbereitungszeit: 10 Minuten | **Kochzeit:** 15 Minuten | **Portionen:** 2 | **Nährwerte:** Kalorien: 180 | Eiweiß: 5 g | Kohlenhydrate: 25 g | Fett: 8 g

Zutaten

- 1 große Süßkartoffel, in ¼-Zoll dicke Scheiben geschnitten
- 1 reife Avocado, zerdrückt
- 1 Esslöffel Hanfsamen
- Meersalz und Pfeffer nach Geschmack

Anleitung

1. **Ofen vorheizen:**
   Den Ofen auf 200°C (400°F) vorheizen und ein Backblech mit Backpapier auslegen.
2. **Süßkartoffelscheiben backen:**
   Die Süßkartoffelscheiben auf das Backblech legen und 12-15 Minuten backen. Nach der Hälfte der Backzeit wenden, bis sie zart und leicht knusprig sind.
3. **Belag vorbereiten:**
   Die Avocado zerdrücken und mit Meersalz und Pfeffer würzen.
4. **Toast zusammenstellen:**
   Die zerdrückte Avocado auf die gebackenen Süßkartoffelscheiben streichen. Mit Hanfsamen bestreuen und sofort servieren.

MÜSLIRIEGEL MIT NÜSSEN UND TROCKENFRÜCHTEN

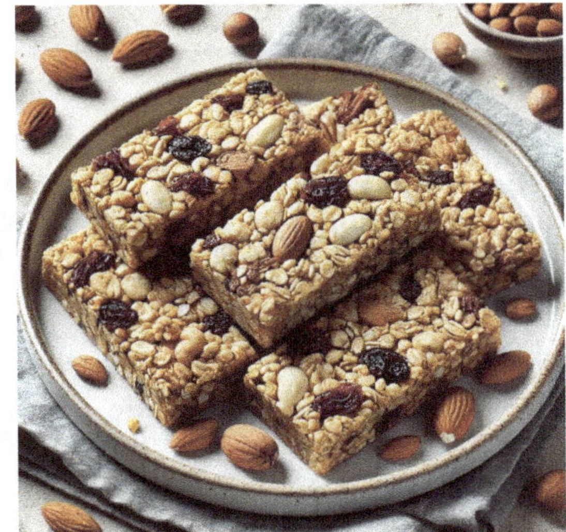

Vorbereitungszeit: 10 Minuten | **Kühlzeit:** 30 Minuten | **Portionen:** 8 | **Nährwerte:** Kalorien: 200 | Eiweiß: 6 g | Kohlenhydrate: 25 g | Fett: 10 g

Zutaten

- 1½ Tassen glutenfreie Haferflocken
- ½ Tasse gemischte Nüsse (Mandeln, Walnüsse, etc.), gehackt
- ½ Tasse Trockenfrüchte (Rosinen, Cranberries, etc.)
- ¼ Tasse Mandelmus
- ¼ Tasse Honig
- 1 Teelöffel Vanilleextrakt
- Eine Prise Meersalz

Anleitung

1. **Mischung vorbereiten:**
   In einer großen Schüssel die Haferflocken, gehackten Nüsse und Trockenfrüchte vermischen. In einem kleinen Topf das Mandelmus, den Honig, den Vanilleextrakt und das Meersalz bei niedriger Hitze erwärmen, bis die Mischung glatt ist.
2. **Zutaten kombinieren:**
   Die Mandelmus-Mischung über die Haferflocken und Nüsse gießen und gut

verrühren, bis alles gleichmäßig vermengt ist.

3. **Müsliriegel kühlen:**
   Die Mischung in eine mit Backpapier ausgelegte Backform drücken und 30 Minuten im Kühlschrank fest werden lassen.

4. **Schneiden und Servieren:**
   In Riegel schneiden und servieren. Reste im Kühlschrank aufbewahren.

FILLING GEFÜLLTE EIER MIT AVOCADO-FÜLLUNG

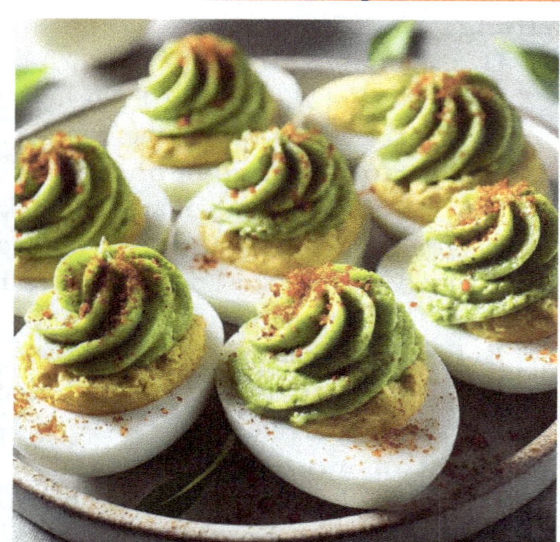

Vorbereitungszeit: 10 Minuten | **Portionen:** 6 (12 gefüllte Eier) | **Nährwerte:** Kalorien: 80 | Eiweiß: 6 g | Kohlenhydrate: 2 g | Fett: 6 g

Zutaten
- 6 hartgekochte Eier
- 1 reife Avocado
- 1 Teelöffel Limettensaft
- ½ Teelöffel Knoblauchpulver
- Meersalz und Pfeffer, nach Geschmack
- Paprika (optional, zum Garnieren)

Anleitung
1. **Eier vorbereiten:**
   Die hartgekochten Eier schälen und halbieren. Die Eigelbe herausnehmen und beiseitelegen.
2. **Füllung zubereiten:**
   In einer Schüssel die Avocado mit den Eigelben, Limettensaft, Knoblauchpulver, Meersalz und Pfeffer zerdrücken und vermischen.
3. **Eier füllen:**
   Die Avocado-Mischung in die ausgehöhlten Eiweißhälften löffeln. Optional mit Paprika garnieren.
4. **Servieren:**
   Sofort servieren oder bis zum Servieren im Kühlschrank aufbewahren.

GERÖSTETE MANDELN MIT ROSMARIN UND OLIVENÖL

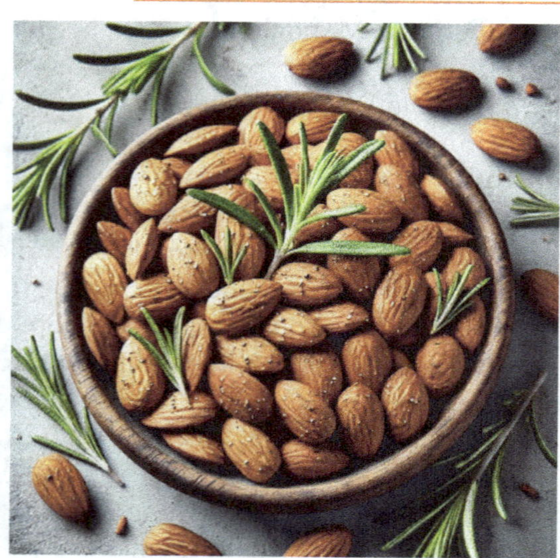

Vorbereitungszeit: 5 Minuten | **Kochzeit:** 10 Minuten | **Portionen:** 4 | **Nährwerte:** Kalorien: 180 | Eiweiß: 6 g | Kohlenhydrate: 6 g | Fett: 15 g

Zutaten
- 1 Tasse rohe Mandeln
- 1 Esslöffel Olivenöl
- 1 Esslöffel frischer Rosmarin, gehackt
- ½ Teelöffel Meersalz

Anleitung
1. **Ofen vorheizen:**
   Den Ofen auf 175 °C (350 °F) vorheizen und ein Backblech mit Backpapier auslegen.
2. **Mandeln vorbereiten:**
   Die Mandeln in einer Schüssel mit Olivenöl, gehacktem Rosmarin und Meersalz vermengen.

3. **Mandeln rösten:**
   Die Mandeln in einer einzelnen Schicht auf dem Backblech verteilen und 10-12 Minuten rösten, bis sie goldbraun und duftend sind.

4. **Servieren:**
   Die Mandeln abkühlen lassen und servieren. Reste in einem luftdichten Behälter aufbewahren.

JOGHURT OHNE MILCHPRODUKTE MIT FRISCHEN BEEREN UND CHIASAMEN

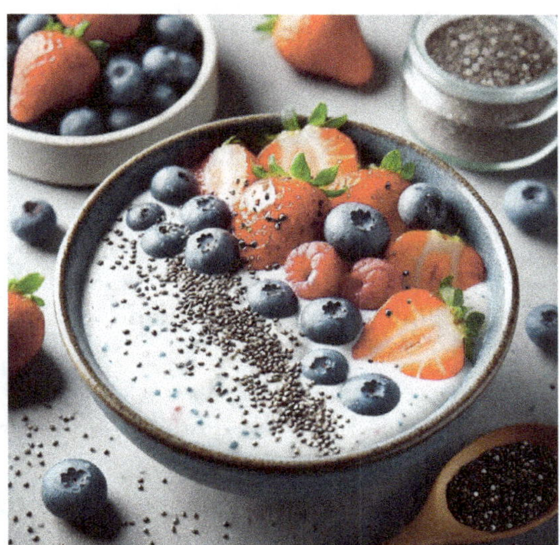

Vorbereitungszeit: 5 Minuten | **Portionen:** 1 | **Nährwerte:** Kalorien: 160 | Eiweiß: 4 g | Kohlenhydrate: 20 g | Fett: 8 g

Zutaten
- 1 Tasse milchfreier Joghurt (auf Kokos- oder Mandelbasis)
- ¼ Tasse frische gemischte Beeren (Blaubeeren, Erdbeeren usw.)
- 1 Esslöffel Chiasamen
- 1 Teelöffel Honig oder Ahornsirup (optional)

Anleitung
1. **Snack zubereiten:**
   Den milchfreien Joghurt in eine Schale geben.
2. **Mit Beeren und Chiasamen toppen:**
   Die frischen Beeren und Chiasamen auf den Joghurt geben. Nach Wunsch mit Honig oder Ahornsirup beträufeln.
3. **Servieren:**
   Sofort servieren für einen schnellen und nahrhaften Snack.

KNUSPRIGE GRÜNKOHL-CHIPS MIT MEERSALZ

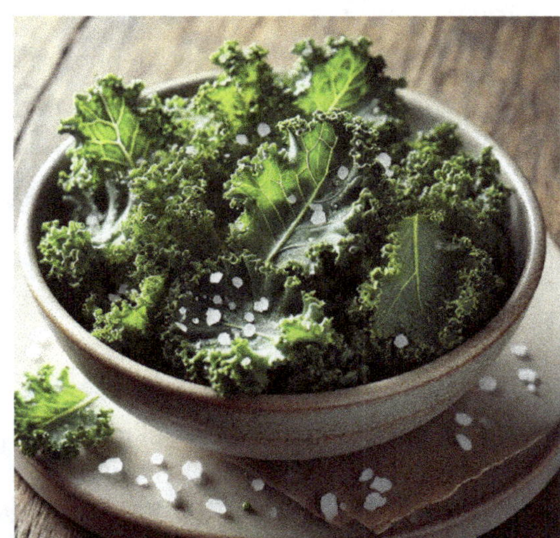

Vorbereitungszeit: 5 Minuten | **Backzeit:** 10 Minuten | **Portionen:** 2 | **Nährwerte:** Kalorien: 60 | Eiweiß: 2 g | Kohlenhydrate: 5 g | Fett: 4 g

Zutaten
- 1 Bund Grünkohl, Stiele entfernt und Blätter in mundgerechte Stücke zerteilt
- 1 Esslöffel Olivenöl
- ½ Teelöffel Meersalz

Anleitung
1. **Ofen vorheizen:**
   Den Ofen auf 175°C (350°F) vorheizen und ein Backblech mit Backpapier auslegen.
2. **Grünkohl vorbereiten:**
   Den Grünkohl in einer Schüssel mit Olivenöl und Meersalz vermengen, bis die Blätter gleichmäßig bedeckt sind.

3. **Grünkohl-Chips backen:**
   Die Grünkohlblätter in einer einzigen Schicht auf dem Backblech verteilen. Für 8-10 Minuten backen, bis sie knusprig und leicht gebräunt sind.

4. **Servieren:**
   Die Grünkohl-Chips kurz abkühlen lassen und als leichte, gesunde Snack-Option genießen!

GLUTEN-FREE GLUTENFREIER TRAIL-MIX MIT ZARTBITTERSCHOKOLADE UND NÜSSEN

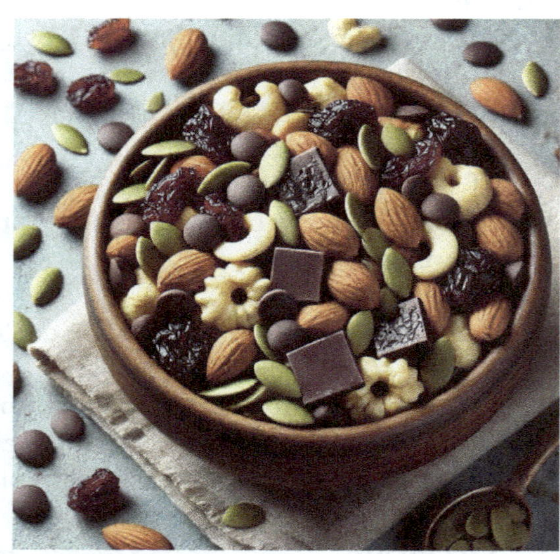

Vorbereitungszeit: 5 Minuten | **Portionen:** 4 | **Nährwerte:** Kalorien: 200 | Eiweiß: 6 g | Kohlenhydrate: 18 g | Fett: 12 g

Zutaten
- ½ Tasse gemischte Nüsse (Mandeln, Cashews, etc.)
- ¼ Tasse getrocknete Cranberries
- ¼ Tasse Zartbitterschokoladenchips (glutenfrei)
- 2 Esslöffel Kürbiskerne (Pepitas)

Anleitung
1. **Zutaten mischen:**
   In einer Schüssel die gemischten Nüsse, getrockneten Cranberries, Zartbitterschokoladenchips und Kürbiskerne miteinander vermengen.

2. **Servieren:**
   In kleine Portionen aufteilen und als schnellen, energiegeladenen Snack genießen. Reste in einem luftdichten Behälter aufbewahren.

KOKOSNUSS-MACADAMIA-ENERGIEBÄLLCHEN

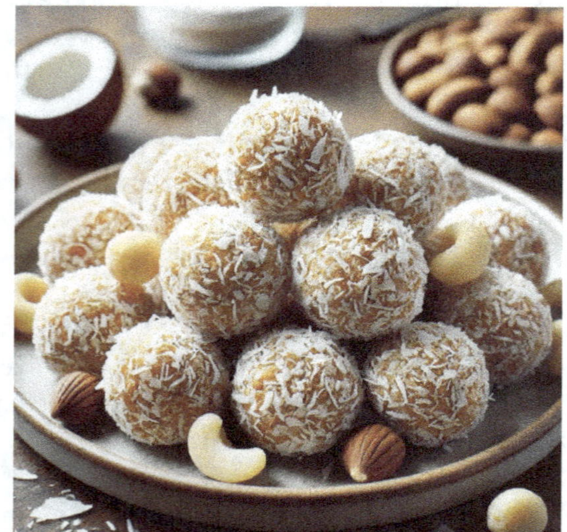

Kalorien: 120 | Eiweiß: 2 g | Kohlenhydrate: 10 g | Fett: 9 g

Zutaten
- ½ Tasse Macadamianüsse, gehackt
- ½ Tasse Kokosraspeln (ungesüßt)
- ¼ Tasse Mandelmus
- 2 Esslöffel Ahornsirup
- 1 Esslöffel Chiasamen

Anleitung
1. **Masse zubereiten:**
   In einer Schüssel die gehackten Macadamianüsse, Kokosraspeln, Mandelmus, Ahornsirup und Chiasamen gut vermengen.

Vorbereitungszeit: 10 Minuten | **Kühlzeit:** 20 Minuten | **Portionen:** 12 | **Nährwerte:**

2. **Energiebällchen formen:**
   Kleine Portionen der Masse abnehmen und
   zu mundgerechten Kugeln rollen.

3. **Kühlen und Servieren:**
   Die Energiebällchen auf ein Backblech legen
   und für 20 Minuten im Kühlschrank kühlen.
   Anschließend servieren.

BIRNENSCHEIBEN MIT MANDELMUS UND LEINSAMEN

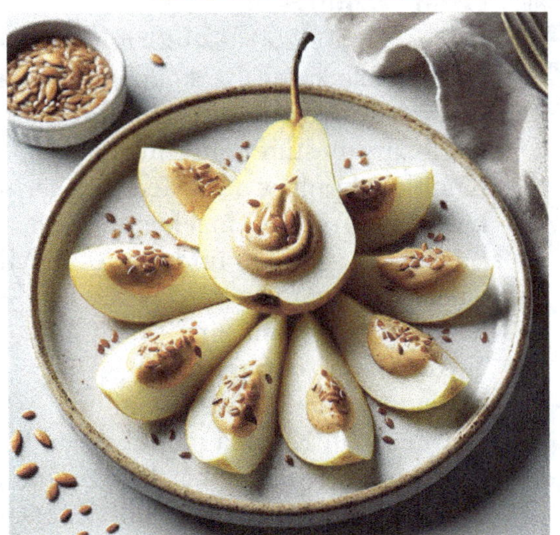

Zutaten
- 1 reife Birne, in Scheiben geschnitten
- 2 Esslöffel Mandelmus
- 1 Teelöffel Leinsamen

Anleitung
1. **Birnenscheiben vorbereiten:**
   Die Birne in Scheiben schneiden und auf
   einem Teller anrichten.
2. **Mit Mandelmus und Leinsamen belegen:**
   Auf jede Birnenscheibe Mandelmus
   streichen und mit Leinsamen bestreuen.
3. **Servieren:**
   Sofort servieren für einen schnellen und
   nahrhaften Snack.

Vorbereitungszeit: 5 Minuten | **Portionen:** 1 |
Nährwerte: Kalorien: 180 | Eiweiß: 4 g |
Kohlenhydrate: 26 g | Fett: 8 g

REISWAFFELN MIT MANDELMUS UND BANANE

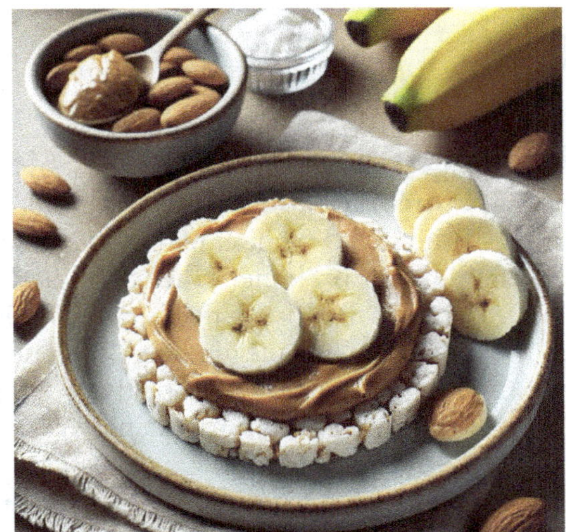

Zutaten
- 1 glutenfreie Reiswaffel
- 1 Esslöffel Mandelmus
- ½ Banane, in Scheiben geschnitten

Anleitung
1. **Reiswaffel vorbereiten:**
   Das Mandelmus gleichmäßig auf der
   Reiswaffel verteilen.
2. **Mit Banane belegen:**
   Die Bananenscheiben auf das Mandelmus
   legen.
3. **Servieren:**
   Sofort als leichter, glutenfreier Snack
   genießen.

Vorbereitungszeit: 5 Minuten | **Portionen:** 1 |
Nährwerte: Kalorien: 150 | Eiweiß: 4 g |
Kohlenhydrate: 22 g | Fett: 6 g

GERÖSTETE KAROTTEN-POMMES MIT TAHINI-DIP

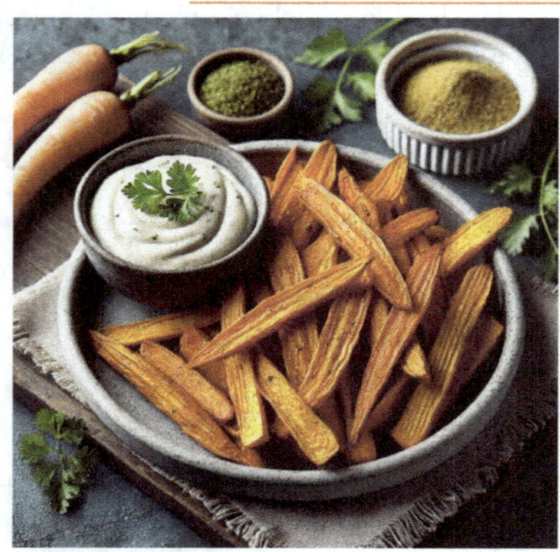

Vorbereitungszeit: 10 Minuten | **Kochzeit:** 25 Minuten | **Portionen:** 2 | **Nährwerte:** Kalorien: 150 | Eiweiß: 3 g | Kohlenhydrate: 20 g | Fett: 7 g

Zutaten

Für die Karotten-Pommes:

- 4 große Karotten, in Stifte geschnitten
- 1 Esslöffel Olivenöl
- ½ Teelöffel Knoblauchpulver
- ½ Teelöffel Meersalz

Für den Tahini-Dip:

- 2 Esslöffel Tahini
- 1 Esslöffel Zitronensaft
- 1 Teelöffel Knoblauchpulver
- 2 Esslöffel Wasser (zum Verdünnen)
- Meersalz, nach Geschmack

Anleitung

1. **Ofen vorheizen:**
   Den Ofen auf 200°C (400°F) vorheizen und ein Backblech mit Backpapier auslegen.
2. **Karotten-Pommes zubereiten:**
   Die Karottenstifte mit Olivenöl, Knoblauchpulver und Meersalz vermengen. Die Stifte in einer einzelnen Schicht auf dem Backblech verteilen und für 20-25 Minuten backen, dabei nach der Hälfte der Zeit wenden, bis sie knusprig sind.
3. **Tahini-Dip zubereiten:**
   In einer kleinen Schüssel Tahini, Zitronensaft, Knoblauchpulver und Wasser vermengen. Rühren, bis die Mischung glatt ist, und nach Geschmack mit Meersalz würzen.
4. **Servieren:**
   Die gerösteten Karotten-Pommes mit dem Tahini-Dip servieren und genießen.

HAUSGEMACHTES POPCORN MIT NÄHRHEFE

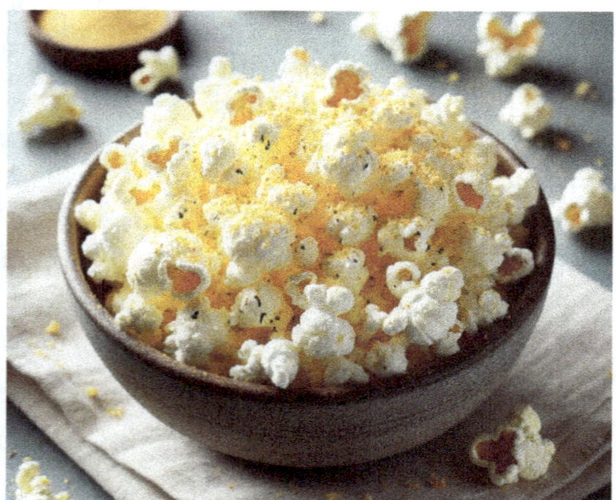

Vorbereitungszeit: 5 Minuten | **Kochzeit:** 5 Minuten | **Portionen:** 2 | **Nährwerte:** Kalorien: 110 | Eiweiß: 3 g | Kohlenhydrate: 14 g | Fett: 6 g

Zutaten

- ¼ Tasse Popcorn-Mais
- 1 Esslöffel Olivenöl oder Kokosöl
- 1 Esslöffel Nährhefe
- Meersalz, nach Geschmack

Anleitung

1. **Popcorn zubereiten:**
   Erhitze das Öl in einem großen Topf bei mittlerer bis hoher Hitze. Gib die Popcorn-Maiskörner hinzu, decke den Topf ab und schüttele ihn gelegentlich, während die Körner aufpoppen. Sobald das Poppen langsamer wird, nimm den Topf vom Herd.
2. **Popcorn würzen:**
   Gib das Popcorn in eine große Schüssel. Bestreue es mit Nährhefe und Meersalz und mische es gut, damit alles gleichmäßig verteilt ist.
3. **Servieren:**
   Sofort genießen als leichte und gesunde Snack-Option.

Kapitel 9 Getränke-Rezepte

ENTZÜNDUNGSHEMMENDE KURKUMA-GOLDENE-MILCH

Zubereitungszeit: 5 Minuten | **Portionen:** 1 |
Nährwerte: Kalorien: 120 | Eiweiß: 2g |
Kohlenhydrate: 10g | Fett: 7g

Zutaten

- 1 Tasse ungesüßte Mandelmilch (oder Kokosmilch)
- 1 Teelöffel Kurkumapulver
- ¼ Teelöffel Zimt
- ¼ Teelöffel Ingwerpulver
- 1 Teelöffel Honig oder Ahornsirup (optional)
- Eine Prise schwarzer Pfeffer
- ½ Teelöffel Kokosöl (optional, für extra Cremigkeit)

Anleitung

1. **Erhitzen der Milch:**
   Erhitzen Sie die Mandelmilch in einem kleinen Topf bei mittlerer Hitze.
2. **Gewürze hinzufügen:**
   Rühren Sie Kurkuma, Zimt, Ingwer, schwarzen Pfeffer und ggf. Kokosöl ein. Verquirlen Sie alles, bis es glatt ist.
3. **Süßen und Servieren:**
   Nehmen Sie den Topf vom Herd, rühren Sie den Honig oder Ahornsirup ein und servieren Sie die goldene Milch sofort. Genießen Sie sie warm für ihre entzündungshemmenden Vorteile.

GRÜNER SMOOTHIE MIT SPINAT, AVOCADO UND KOKOSWASSER

Zubereitungszeit: 5 Minuten | **Portionen:** 1 |
Nährwerte: Kalorien: 150 | Eiweiß: 3g |
Kohlenhydrate: 20g | Fett: 7g

Zutaten

- 1 Tasse frische Spinatblätter
- ½ Avocado
- 1 Tasse Kokoswasser
- 1 kleine Banane (optional, für Süße)
- 1 Esslöffel Chiasamen
- Eiswürfel nach Belieben

Anleitung

1. **Zutaten mixen:**
   Geben Sie den Spinat, die Avocado, das Kokoswasser, die Banane (falls verwendet) und die Chiasamen in einen Mixer.
2. **Eis hinzufügen und servieren:**
   Mixen Sie, bis die Mischung glatt ist. Fügen Sie bei Bedarf Eiswürfel hinzu, um den Smoothie kälter zu machen. Sofort servieren, um einen erfrischenden und nährstoffreichen Smoothie zu genießen.

BEEREN-SMOOTHIE MIT MANDELMILCH

Zubereitungszeit: 5 Minuten | **Portionen:** 1 |
Nährwerte: Kalorien: 160 | Eiweiß: 3g |
Kohlenhydrate: 25g | Fett: 6g

Zutaten

- 1 Tasse gemischte Beeren (Heidelbeeren, Erdbeeren, Himbeeren)
- 1 Tasse ungesüßte Mandelmilch
- 1 Esslöffel Mandelmus
- 1 Teelöffel Honig (optional)
- Eiswürfel nach Belieben

Anleitung

1. **Zutaten mixen:**
   Geben Sie die gemischten Beeren, Mandelmilch, Mandelmus und optional den Honig in einen Mixer.
2. **Mixen und Servieren:**
   Mixen Sie alles, bis die Mischung glatt ist. Fügen Sie Eiswürfel hinzu, falls gewünscht, und servieren Sie den Smoothie sofort für einen cremigen und antioxidativen Genuss.

Gurken-Minze-Detoks-Wasser

Zubereitungszeit: 5 Minuten | **Portionen:** 4 |
Nährwerte: Kalorien: 5 | Eiweiß: 0g |
Kohlenhydrate: 1g | Fett: 0g

Zutaten

- 1 Gurke, in dünne Scheiben geschnitten
- 1 Handvoll frische Minzblätter
- 1 Zitrone, in Scheiben geschnitten
- 4 Tassen Wasser
- Eiswürfel nach Belieben

Anleitung

1. **Wasser vorbereiten:**
   Geben Sie die Gurkenscheiben, Minzblätter und Zitronenscheiben in einen großen Krug.
2. **Wasser hinzufügen und servieren:**
   Füllen Sie den Krug mit Wasser und Eiswürfeln, und rühren Sie um. Lassen Sie das Wasser 15 Minuten ziehen, damit sich die Aromen entfalten. Gekühlt servieren.

Kokos-Matcha-Latte (Milchfrei)

Zubereitungszeit: 5 Minuten | **Portionen:** 1 |
Nährwerte: Kalorien: 120 | Eiweiß: 2g |
Kohlenhydrate: 8g | Fett: 10g

Zutaten

- 1 Teelöffel Matcha-Pulver
- 1 Tasse Kokosmilch (oder Mandelmilch)
- 1 Teelöffel Honig oder Ahornsirup (optional)
- ½ Teelöffel Vanilleextrakt
- Eiswürfel, für Eiskaffee (optional)

Anleitung

1. **Matcha vorbereiten:**
   Matcha-Pulver in einer kleinen Schüssel mit ein paar Esslöffeln heißem Wasser glatt rühren.
2. **Milch erhitzen:**
   Kokosmilch in einem kleinen Topf bei mittlerer Hitze erwärmen. Honig und Vanilleextrakt einrühren.
3. **Zusammenfügen und Servieren:**
   Matcha in eine Tasse gießen und mit der warmen Kokosmilch auffüllen. Für die kalte Variante über Eiswürfel gießen. Sofort servieren.

Immunstärkender Ingwer-Zitronen-Tee

Zubereitungszeit: 5 Minuten | **Portionen:** 1 |
Nährwerte: Kalorien: 10 | Eiweiß: 0g |
Kohlenhydrate: 3g | Fett: 0g

Zutaten

- 1 ca. 2,5 cm großes Stück frischer Ingwer, in dünne Scheiben geschnitten
- 1 Esslöffel Zitronensaft
- 1 Teelöffel Honig (optional)
- 1 Tasse heißes Wasser

Anleitung

1. **Ingwer vorbereiten:**
   Die Ingwerscheiben in eine Tasse geben.
2. **Wasser und Zitrone hinzufügen:**
   Heißes Wasser über den Ingwer gießen und 5 Minuten ziehen lassen. Zitronensaft und Honig (falls gewünscht) einrühren.
3. **Servieren:**
   Warm genießen, um das Immunsystem zu stärken und den Hals zu beruhigen.

Heidelbeer-Kale-Protein-Smoothie

Zubereitungszeit: 5 Minuten | **Portionen:** 1 |
Nährwerte: Kalorien: 180 | Eiweiß: 10g |
Kohlenhydrate: 24g | Fett: 6g

Zutaten

- ½ Tasse Heidelbeeren (frisch oder gefroren)
- 1 Tasse Grünkohlblätter, ohne Stiele
- 1 Portion pflanzliches Proteinpulver (Vanille oder neutral)
- 1 Tasse ungesüßte Mandelmilch
- 1 Esslöffel Chiasamen
- Eiswürfel nach Belieben

Anleitung

1. **Zutaten mixen:**
   Heidelbeeren, Grünkohl, Proteinpulver, Mandelmilch und Chiasamen in einen Mixer geben.

2. **Mischen und servieren:**
   Mixen, bis die Mischung glatt ist. Eis hinzufügen, falls gewünscht, und sofort servieren für einen erfrischenden und proteinreichen Smoothie.

ERDBEER-BASILIKUM-INFUSIERTES WASSER

Zubereitungszeit: 5 Minuten | **Portionen:** 4 |
Nährwerte: Kalorien: 5 | Eiweiß: 0g |
Kohlenhydrate: 1g | Fett: 0g

Zutaten

- 1 Tasse frische Erdbeeren, in Scheiben geschnitten
- 1 Handvoll frische Basilikumblätter
- 4 Tassen Wasser
- Eiswürfel nach Belieben

Anleitung

1. **Wasser vorbereiten:**
   Die geschnittenen Erdbeeren und Basilikumblätter in einen großen Krug geben.

2. **Wasser hinzufügen und servieren:**
   Wasser und Eis hinzufügen, dann umrühren. Die Aromen 15 Minuten ziehen lassen und gekühlt servieren.

MILCHFREIER MANDEL-SMOOTHIE

Zubereitungszeit: 5 Minuten | **Portionen:** 1 |
Nährwerte: Kalorien: 200 | Eiweiß: 5g |
Kohlenhydrate: 22g | Fett: 12g

Zutaten

- 1 Esslöffel Mandelmus
- 1 Tasse ungesüßte Mandelmilch
- 1 kleine Banane
- 1 Teelöffel Honig (optional)
- Eiswürfel nach Belieben

Anleitung

1. **Zutaten mixen:**
   Mandelmus, Mandelmilch, Banane und Honig (falls verwendet) in einen Mixer geben.

2. **Mischen und servieren:**
   Mixen, bis die Mischung glatt ist. Für eine gekühlte Version Eis hinzufügen und sofort servieren.

ANANAS-KOKOS-ENTGIFTUNGS-SMOOTHIE

Zubereitungszeit: 5 Minuten | **Portionen:** 1 |
Nährwerte: Kalorien: 150 | Eiweiß: 1g |
Kohlenhydrate: 30g | Fett: 4g

Zutaten

- 1 Tasse frische Ananas, gehackt
- ½ Tasse Kokoswasser
- ½ Tasse Kokosmilch
- 1 Teelöffel Chiasamen
- Eiswürfel nach Belieben

Anleitung

1. **Zutaten mixen:**
   Ananas, Kokoswasser, Kokosmilch und Chiasamen in einen Mixer geben.

2. **Mischen und servieren:**
   Mixen, bis die Mischung glatt ist. Eis hinzufügen, falls gewünscht, und sofort servieren für ein erfrischendes Entgiftungsgetränk.

ZIMT-GEWÜRZTER CHAI-TEE (MILCHFREI)

Zubereitungszeit: 10 Minuten | **Portionen:** 2 |
Nährwerte: Kalorien: 50 | Eiweiß: 1g |
Kohlenhydrate: 10g | Fett: 1g

Zutaten

- 2 Tassen Wasser
- 2 Schwarzteebeutel oder 2 Teelöffel losen Schwarztee

- 1 Zimtstange
- 4 ganze Nelken
- 4 Kardamomkapseln
- 1 Stück frischer Ingwer (ca. 2,5 cm), in Scheiben geschnitten
- 2 Tassen ungesüßte Mandelmilch oder Kokosmilch
- 1 Esslöffel Honig oder Ahornsirup (optional)

Anleitung

1. **Gewürze köcheln:**
   Wasser, Zimtstange, Nelken, Kardamomkapseln und Ingwerscheiben in einem Topf kombinieren. Zum Kochen bringen, dann die Hitze reduzieren und 5 Minuten köcheln lassen.
2. **Tee hinzufügen:**
   Schwarzteebeutel in das köchelnde Wasser geben und weitere 5 Minuten ziehen lassen.
3. **Milch und Süßungsmittel hinzufügen:**
   Mandel- oder Kokosmilch sowie Honig oder Ahornsirup (falls gewünscht) einrühren. Die Mischung erhitzen, aber nicht kochen lassen.
4. **Abseihen und servieren:**
   Den Chai-Tee durch ein Sieb in Tassen abseihen und heiß genießen.

ERFRISCHENDER ZITRONEN-INGWER-EISTEE

Zubereitungszeit: 10 Minuten | **Kühlzeit:** 1 Stunde | **Portionen:** 4 | **Nährwerte:** Kalorien: 15 | Eiweiß: 0g | Kohlenhydrate: 4g | Fett: 0g

Zutaten

- 4 Tassen Wasser
- 2 Schwarzteebeutel
- 1 Stück frischer Ingwer (ca. 2,5 cm), in Scheiben geschnitten
- 1 Zitrone, in Scheiben geschnitten
- Honig oder Ahornsirup nach Geschmack (optional)
- Eiswürfel
- Frische Minzblätter (optional, zum Garnieren)

Anleitung

1. **Tee aufbrühen:**
   Wasser in einem Topf zum Kochen bringen. Teebeutel und Ingwerscheiben hinzufügen. Vom Herd nehmen und 5 Minuten ziehen lassen.
2. **Zitrone und Süßungsmittel hinzufügen:**
   Teebeutel entfernen und Zitronenscheiben einrühren. Nach Wunsch Honig oder Ahornsirup hinzufügen.
3. **Abkühlen:**
   Den Tee auf Raumtemperatur abkühlen lassen und mindestens 1 Stunde im Kühlschrank kühlen.
4. **Servieren:**
   Gläser mit Eiswürfeln füllen, den Eistee darüber gießen und mit frischer Minze garnieren, falls gewünscht.

GRÜNER APFEL UND GURKENSAFT

Zubereitungszeit: 5 Minuten | **Portionen:** 2 | **Nährwerte:** Kalorien: 80 | Eiweiß: 1g | Kohlenhydrate: 20g | Fett: 0g

Zutaten

- 2 grüne Äpfel, entkernt und gehackt
- 1 große Gurke, gehackt
- 2,5 cm frischer Ingwer (optional)
- 1 Esslöffel Zitronensaft
- Eiswürfel (optional)

Anleitung

1. **Zutaten vorbereiten:**
   Die grünen Äpfel und die Gurke waschen und in Stücke schneiden, die für Ihren Entsafter geeignet sind.
2. **Entsaften:**
   Äpfel, Gurke und optional den Ingwer durch den Entsafter laufen lassen.
3. **Zitronensaft hinzufügen:**
   Den Zitronensaft in den gewonnenen Saft einrühren.
4. **Servieren:**
   Den Saft in Gläser gießen, optional über Eis. Sofort servieren.

KOKOSWASSER MIT FRISCHER MANGO UND LIMETTE

Zubereitungszeit: 5 Minuten | **Portionen:** 2 |
Nährwerte: Kalorien: 90 | Eiweiß: 1g |
Kohlenhydrate: 22g | Fett: 0g

Zutaten

- 2 Tassen Kokoswasser
- 1 reife Mango, geschält und gewürfelt
- Saft von 1 Limette
- Eiswürfel
- Frische Minzblätter (optional, zur Garnitur)

Anleitung

1. **Zutaten mixen:**
   In einem Mixer Kokoswasser, Mangowürfel und Limettensaft kombinieren.
2. **Pürieren:**
   Die Mischung glatt pürieren.
3. **Servieren:**
   Über Eis in Gläser gießen. Nach Wunsch mit frischen Minzblättern garnieren und sofort servieren.

ENTZÜNDUNGSHEMMENDER ROTE-BETE-INGWER-SAFT

Zubereitungszeit: 10 Minuten | **Portionen:** 2 |
Nährwerte: Kalorien: 100 | Eiweiß: 2g |
Kohlenhydrate: 24g | Fett: 0g

Zutaten

- 2 mittelgroße Rote Bete, geschält und gehackt
- 2 Karotten, gehackt
- 1 Apfel, entkernt und gehackt
- 2,5 cm frischer Ingwer
- Saft einer halben Zitrone
- Eiswürfel (optional)

Anleitung

1. **Zutaten vorbereiten:**
   Die Rote Bete, Karotten und den Apfel waschen und in Stücke schneiden, die für Ihren Entsafter geeignet sind.
2. **Entsaften:**
   Rote Bete, Karotten, Apfel und Ingwer durch den Entsafter laufen lassen.
3. **Zitronensaft hinzufügen:**
   Den Zitronensaft in den gewonnenen Saft einrühren.
4. **Servieren:**
   Den Saft in Gläser gießen, optional über Eis. Sofort genießen, um die erfrischenden Aromen zu genießen.

MILCHFREIER VANILLE-PROTEIN-SHAKE MIT MANDELMILCH

Zubereitungszeit: 5 Minuten | **Portionen:** 1 |
Nährwerte: Kalorien: 180 | Eiweiß: 20g |
Kohlenhydrate: 8g | Fett: 7g

Zutaten

- 1 Tasse ungesüßte Mandelmilch
- 1 Portion pflanzliches Proteinpulver (Vanille)
- 1 Teelöffel Vanilleextrakt
- 1 Esslöffel Mandelmus (optional)
- Eiswürfel, nach Belieben

Anleitung

1. **Zutaten mixen:**
   In einem Mixer die Mandelmilch, Proteinpulver, Vanilleextrakt und optional das Mandelmus kombinieren.
2. **Pürieren und servieren:**
   Alles glatt mixen. Eis hinzufügen, wenn gewünscht, und sofort genießen für einen cremigen, proteinreichen Shake.

GEWÜRZTER APFELCIDER (ZUCKERFREI)

Zubereitungszeit: 10 Minuten | **Kochzeit:** 20
Minuten | **Portionen:** 4 | **Nährwerte:** Kalorien:
70 | Eiweiß: 0g | Kohlenhydrate: 18g | Fett: 0g

Zutaten

- 4 Tassen ungesüßter Apfelcider
- 1 Zimtstange
- 3 ganze Nelken
- 2,5 cm frischer Ingwer, in Scheiben

- 1 Orange, in Scheiben
- 1 Teelöffel Vanilleextrakt (optional)

Anleitung

1. **Cider erhitzen:**
   Apfelcider, Zimtstange, Nelken, Ingwer und Orangenscheiben in einem großen Topf kombinieren. Bei mittlerer Hitze zum Simmern bringen und 15-20 Minuten köcheln lassen.
2. **Abseihen und servieren:**
   Den Cider durch ein Sieb gießen, um die Gewürze und Orangenscheiben zu entfernen. Nach Wunsch Vanilleextrakt hinzufügen und warm servieren.

GURKEN-ZITRONEN-BASILIKUM-INFUSIERTES WASSER

Zubereitungszeit: 5 Minuten | **Portionen:** 4 | **Nährwerte:** Kalorien: 5 | Eiweiß: 0g | Kohlenhydrate: 1g | Fett: 0g

Zutaten

- 1 Gurke, in Scheiben
- 1 Zitrone, in Scheiben
- 1 Handvoll frische Basilikumblätter
- 4 Tassen Wasser
- Eiswürfel nach Wunsch

Anleitung

1. **Wasser vorbereiten:**
   Gurkenscheiben, Zitronenscheiben und Basilikumblätter in einen großen Krug geben.
2. **Wasser hinzufügen und servieren:**
   Mit Wasser auffüllen und 15 Minuten ziehen lassen, damit sich die Aromen entfalten. Über Eis servieren und genießen.

MILCHFREIER ICED MATCHA LATTE MIT KOKOSMILCH

Zubereitungszeit: 5 Minuten | **Portionen:** 1 | **Nährwerte:** Kalorien: 100 | Eiweiß: 2g | Kohlenhydrate: 8g | Fett: 7g

Zutaten

- 1 Teelöffel Matcha-Pulver
- 1 Tasse Kokosmilch
- 1 Teelöffel Honig oder Ahornsirup (optional)
- Eiswürfel

Anleitung

1. **Matcha vorbereiten:**
   Matcha-Pulver in einer kleinen Schüssel mit ein paar Esslöffeln warmem Wasser glatt rühren.
2. **Kombinieren und servieren:**
   Kokosmilch in ein Glas mit Eis gießen. Matcha-Mischung und optional Honig hinzufügen. Sofort servieren und genießen.

IMMUNSTÄRKENDER SAFT MIT KAROTTE, ORANGE UND INGWER

Zubereitungszeit: 10 Minuten | **Portionen:** 2 | **Nährwerte:** Kalorien: 90 | Eiweiß: 2g | Kohlenhydrate: 22g | Fett: 0g

Zutaten

- 3 Karotten, gehackt
- 2 Orangen, geschält und gehackt
- 2,5 cm frischer Ingwer
- 1 Esslöffel Zitronensaft
- Eiswürfel (optional)

Anleitung

1. **Zutaten vorbereiten:**
   Karotten, Orangen und Ingwer waschen und in Stücke schneiden, die für den Entsafter geeignet sind.
2. **Entsaften:**
   Karotten, Orangen und Ingwer durch den Entsafter laufen lassen.
3. **Zitronensaft hinzufügen:**
   Den Zitronensaft in den gewonnenen Saft einrühren.
4. **Servieren:**
   Den Saft in Gläser gießen, optional über Eis. Sofort genießen, um die frischen Aromen zu genießen

Kapitel 10: Mahlzeitenplanung & Vorbereitung für Hashimoto's

Die Bewältigung von Hashimoto's durch die Ernährung geht über Rezepte hinaus – es dreht sich auch um Planung und Vorbereitung. Nährstoffreiche, schilddrüsenfreundliche Mahlzeiten zur Hand zu haben, kann den Stress erheblich reduzieren und es erleichtern, sich an einen glutenfreien und sojafreien Ernährungsplan zu halten. Dieses Kapitel zeigt Ihnen, wie Sie einen Wochenplan erstellen, Mahlzeiten vorbereiten, Ihre Küche mit den richtigen Zutaten bestücken und konsequent bei Ihren Ernährungsentscheidungen bleiben. Lassen Sie uns loslegen!

Wie erstellt man einen wöchentlichen Mahlzeitenplan?

Ein wöchentlicher Mahlzeitenplan ist ein kraftvolles Werkzeug für jeden, der mit Hashimoto's lebt. Er hilft Ihnen, organisiert zu bleiben, Zeit zu sparen und die Versuchung zu vermeiden, weniger gesunde Optionen zu wählen, wenn Sie hungrig sind. Außerdem bedeutet ein geplanter Speiseplan, dass Sie Ihre Schilddrüse mit jeder Mahlzeit unterstützen.

Beginnen Sie mit Ihrem Wochenplan:

Bevor Sie entscheiden, was Sie kochen möchten, werfen Sie einen Blick in Ihren Wochenkalender. Gibt es Tage, an denen Sie besonders wenig Zeit haben? Vielleicht benötigen Sie schnelle Frühstücke oder Abendessen, die sich im Handumdrehen aufwärmen lassen. Indem Sie Ihre geschäftigsten Tage identifizieren, können Sie Ihren Mahlzeitenplan an Ihren Zeitplan anpassen und sicherstellen, dass Sie immer Hashimoto-freundliche Optionen zur Verfügung haben.

Balance in den Mahlzeiten:

Streben Sie bei jeder Mahlzeit ein Gleichgewicht zwischen Protein, gesunden Fetten und ballaststoffreichen Kohlenhydraten an. Dies stabilisiert Ihren Blutzucker, reduziert Entzündungen und unterstützt die Schilddrüsenfunktion. Zum Beispiel könnte eine Woche Folgendes beinhalten:

- **Frühstück:** Schnelle Optionen wie Chia-Pudding, Smoothies oder Eimuffins, die Sie im Voraus zubereiten können.
- **Mittagessen:** Salate mit gegrilltem Hühnchen, Avocado und glutenfreien Crackern oder Reste vom Pfannengericht.
- **Abendessen:** Reichhaltige Mahlzeiten wie gebackener Lachs mit Ofengemüse oder Zucchininudeln mit Putenhackfleisch.

Vielfalt einbauen:

Sie müssen nicht jeden Tag dasselbe essen. Variieren Sie Ihre Proteine (Hühnchen, Fisch, Pute), Gemüse und gesunde Fette (Avocado, Nüsse, Olivenöl), um Ihre Mahlzeiten interessant zu halten und eine breite Palette an Nährstoffen zu erhalten. Diese Vielfalt ist besonders wichtig für die Bewältigung von Hashimoto's, da Nährstoffmängel die Symptome verschlimmern können.

Snacks und Getränke einplanen:

Vergessen Sie bei der Planung Ihrer Mahlzeiten nicht, auch Snacks und Getränke zu berücksichtigen. Snacks wie geröstete Kichererbsen, gefüllte Eier oder Gemüsesticks mit Hummus können im Voraus vorbereitet werden und helfen Ihnen, bei Hungerattacken auf Kurs zu bleiben. Getränke wie Kräutertees, Smoothies oder aromatisierte Wässer können den ganzen Tag über für Hydration und Nährstoffe sorgen.

Schreiben Sie es auf:

Sobald Sie Ihre Mahlzeiten für die Woche festgelegt haben, schreiben Sie sie auf! Ob Sie eine App, einen Planer zum Ausdrucken oder einfach ein Blatt Papier an Ihrem Kühlschrank verwenden – eine visuelle Erinnerung hält Sie motiviert und verantwortlich.

Tipps zum Batch Cooking und Einfrieren von Mahlzeiten

Batch Cooking ist eine der einfachsten Möglichkeiten, um immer Hashimoto-freundliche Mahlzeiten zur Hand zu haben, insbesondere während arbeitsreicher Wochen. Wenn Sie ein paar Stunden am

Wochenende oder an einem ruhigeren Wochentag dem Kochen und Vorbereiten widmen, können Sie stressfreie Abendessen und einfache Mittagessen für die gesamte Woche haben.

Wählen Sie gefriergeeignete Mahlzeiten:

Mahlzeiten wie Suppen, Eintöpfe, Aufläufe und Pfannengerichte lassen sich hervorragend einfrieren und ohne Geschmacksverlust wieder aufwärmen. Beispielsweise kann ein großer Topf Linsen-Kale-Suppe oder eine Charge Puten-Süßkartoffel-Wraps portioniert und für schnelle, gesunde Mahlzeiten in der Woche oder im Monat eingefroren werden.

Verdoppeln oder verdreifachen Sie Ihre Rezepte:

Machen Sie es sich zur Gewohnheit, Rezepte zu verdoppeln oder zu verdreifachen. So haben Sie genügend Reste, die eingefroren werden können. Beispielsweise könnten Sie eine größere Menge Hähnchenbrust grillen oder mehrere Portionen Süßkartoffelpommes backen. Portionieren Sie diese in Behälter, frieren Sie sie ein und genießen Sie fertige Mahlzeiten ohne zusätzlichen Kochaufwand während der Woche.

Nutzen Sie geeignete Aufbewahrungsbehälter:

Investieren Sie in qualitativ hochwertige, gefriersichere Behälter, die luftdicht verschließen, um Gefrierbrand zu vermeiden. Beschriften Sie jeden Behälter mit dem Namen des Gerichts und dem Datum der Zubereitung. So wissen Sie immer, was Sie zur Verfügung haben und wann es verzehrt werden sollte.

Zutaten vorbereiten:

Wenn Sie nicht bereit sind, eine komplette Mahlzeit zuzubereiten, aber die tägliche Kochzeit reduzieren möchten, bereiten Sie Zutaten vor. Waschen und schneiden Sie beispielsweise Gemüse, marinieren Sie Proteine oder bereiten Sie Salatdressings und Dips im Voraus zu. Vorgefertigte Zutaten machen die Zubereitung unter der Woche schneller und stressfreier.

Einzelportionen einfrieren:

Für mehr Flexibilität sollten Sie einzelne Portionen anstatt großer Familienportionen einfrieren. So können Sie je nach Bedarf einzelne Portionen für ein schnelles Mittagessen oder Abendessen entnehmen.

Einkaufslisten für glutenfreie und sojafreie Grundnahrungsmittel

Eine gut bestückte Speisekammer und ein gut gefüllter Kühlschrank sind der Schlüssel zum erfolgreichen Planen und Vorbereiten von Mahlzeiten, besonders wenn Sie sich glutenfrei und sojafrei ernähren. Hier ist eine Liste der Grundnahrungsmittel, die immer in Ihrer Küche sein sollten:

Getreide und glutenfreie Alternativen:

- Quinoa
- Brauner Reis
- Glutenfreie Haferflocken
- Buchweizen
- Mandelmehl
- Kokosmehl
- Pfeilwurzelstärke

Proteine:

- Bio-Hähnchenbrust und -keulen
- Wildlachs und andere Fischsorten
- Weidegehaltenes Hackfleisch oder Putenfleisch
- Eier
- Tofu oder Tempeh (wenn Sie Sojaalternativen vertragen)

Fette und Öle:

- Natives Olivenöl extra
- Avocadoöl
- Kokosöl
- Ghee (geklärte Butter)

Nüsse, Samen und Butter:

- Mandeln, Walnüsse und Macadamianüsse

- Chiasamen und Leinsamen
- Mandelbutter und Tahini

Obst und Gemüse:
- Blattgemüse (Spinat, Grünkohl, Rucola)
- Kreuzblütler (Brokkoli, Blumenkohl, Rosenkohl)
- Wurzelgemüse (Süßkartoffeln, Karotten)
- Frisches Obst (Beeren, Äpfel, Avocados)

Gewürze und Geschmacksträger:
- Apfelessig
- Kokosaminos (Sojasauce-Alternative)
- Frische Kräuter und Gewürze (Kurkuma, Zimt, Ingwer)

Konstanz bei einer schilddrüsenfreundlichen Ernährung

Konstanz ist der Schlüssel zur Bewältigung von Hashimoto's durch die Ernährung. Es kann verlockend sein, vom Plan abzuweichen oder zu Fertiggerichten zu greifen, doch das Einhalten des Plans wird mit besserer Energie, weniger Entzündungen und selteneren Schüben belohnt.

Planen Sie Ihren Erfolg: Nehmen Sie sich jede Woche Zeit, um Ihre Mahlzeiten zu planen, einzukaufen und vorzubereiten. Je mehr Mühe Sie in Ihre Vorbereitung investieren, desto weniger werden Sie sich durch Ihre Ernährungsbeschränkungen überfordert fühlen.

Seien Sie flexibel: Auch mit den besten Absichten kann das Leben dazwischenkommen. Wenn Sie in einer Woche nicht genau Ihrem Plan folgen können, machen Sie sich keine Sorgen. Das Wichtigste ist, wieder auf den richtigen Weg zu kommen und weiterhin Entscheidungen zu treffen, die Ihre Gesundheit unterstützen.

Hören Sie auf Ihren Körper: Achten Sie darauf, wie sich bestimmte Lebensmittel auf Ihren Körper auswirken. Manche Menschen mit Hashimoto's stellen fest, dass sie auch andere Nahrungsmittelgruppen wie Milchprodukte oder Nachtschattengewächse meiden müssen, während andere diese gut vertragen.

Feiern Sie kleine Erfolge: Jedes Mal, wenn Sie eine schilddrüsenfreundliche Mahlzeit wählen, im Voraus planen oder sich an Ihren Plan halten, machen Sie einen positiven Schritt für Ihre Gesundheit. Feiern Sie diese Erfolge, egal wie klein sie erscheinen, und lassen Sie sich davon motivieren, auf Ihrer Hashimoto-Reise konsequent zu bleiben.

Mit diesen Tipps sind Sie bestens gerüstet, um eine Mahlzeitenplanung und -vorbereitung zu meistern, die Ihre Gesundheit bei Hashimoto's unterstützt. Eine konsistente, nährstoffreiche und schilddrüsenfreundliche Ernährung muss nicht schwierig sein – mit der richtigen Vorbereitung kann sie sowohl angenehm als auch lohnend sein.

Kapitel 11: 30-Tage-Ernährungsplan

Dieser Plan wurde entwickelt, um Ihnen die Unsicherheiten bei der Ernährungsführung im Alltag mit Hashimoto-Thyreoiditis zu nehmen. Mit einem Fokus auf nährstoffreiche, glutenfreie und sojafreie Rezepte hilft Ihnen dieser Plan, Entzündungen zu reduzieren, Ihre Schilddrüsenfunktion ins Gleichgewicht zu bringen und Ihren Körper mit den richtigen Nährstoffen zu versorgen.

Was Sie erwartet:
- Eine Vielzahl ausgewogener Mahlzeiten, die schnell zubereitet werden können und Zutaten enthalten, die die Schilddrüsengesundheit unterstützen.
- Leckere Frühstücke, Mittagessen, Abendessen und Snacks, die frei von Gluten und Soja sind und speziell auf Ihre Ernährungsbedürfnisse zugeschnitten sind.
- Eine Mischung aus einfachen Gerichten für stressige Tage und aufwendigeren Rezepten für Zeiten, in denen Sie kreativ werden möchten.

Wie Sie diesen Plan nutzen:
- **Flexibilität:** Der Plan ist flexibel – tauschen Sie Rezepte nach Ihren persönlichen Vorlieben oder den verfügbaren Zutaten aus. Sie können auch Portionsgrößen anpassen oder zusätzliche Snacks aus dem Snack-Bereich hinzufügen, je nach Ihrem Appetit und Ihren Ernährungsbedürfnissen.
- **Ausgewogene Ernährung:** Jeder Tag enthält eine Balance aus Proteinen, gesunden Fetten und ballaststoffreichen Kohlenhydraten, um einen stabilen Blutzuckerspiegel zu unterstützen und Entzündungen zu reduzieren.
- **Effizientes Vorbereiten:** Wenn Sie Mahlzeiten für mehrere Tage vorbereiten, nutzen Sie Batch Cooking, Mahlzeitenvorbereitung und das Einfrieren von Portionen, um während der Woche Zeit zu sparen.

Am Plan festhalten:
Die Mahlzeitenplanung ist eine hervorragende Möglichkeit, Ihre Gesundheitsziele konsequent zu verfolgen. Wenn Sie sich jede Woche Zeit nehmen, um Ihre Mahlzeiten vorzubereiten und zu organisieren, werden Sie weniger dazu verleitet sein, vom Plan abzuweichen. Stattdessen fühlen Sie sich energiegeladen, unterstützt und im Einklang mit Ihrer Hashimoto-Reise. Denken Sie daran: Fortschritt ist wichtiger als Perfektion – gehen Sie einen Tag nach dem anderen an!

Tag	Frühstück	Mittagessen	Abendessen
1	Fluffige Mandelmehl-Pfannkuchen	Gegrillter Hühnchensalat	Gegrilltes Zitronen-Knoblauch-Huhn
2	Kokosmilch-Smoothie	Zucchininudeln mit Pesto	Gebackener Lachs mit Spargel
3	Ei-Muffins	Truthahn- und Süßkartoffel-Wraps	Hähnchenpfanne mit Paprika
4	Glutenfreie Bananen-Nuss-Muffins	Gegrillter Lachs mit Avocado-Salsa	Garnelen-Scampi mit Zucchininudeln
5	Zermatschter Avocado-Toast	Kichererbsensalat mit Tahini	Gefüllte Paprika mit Hackfleisch
6	Overnight-Oats mit Beeren	Blumenkohlreis-Pfanne	Glutenfreie Rindfleisch-Tacos
7	Smoothie-Bowl mit Zimtgewürz	Glutenfreies Truthahn-Sandwich	Pesto-Hähnchen mit Gemüse
8	Quinoa-Porridge mit Äpfeln	Gegrillte Aubergine mit Quinoa	Süßkartoffel- und Schwarze-Bohnen-Enchiladas
9	Zucchini- und Karotten-Fritter	Spinat- und Pilz-Frittata	Kräuterkruste-Kabeljau mit Süßkartoffel-Pommes

Tag	Frühstück	Mittagessen	Abendessen
10	Herzhafte Quinoa-Frühstücksschale	Gemüse-Quinoa-Bowl	Glutenfreies Hähnchen-Parmesan
11	Griechischer Joghurt mit Granola	Hühnchensalat mit Cranberries	Kokosnuss-Curry mit Hähnchen
12	Shakshuka	Linsen- und Grünkohlsuppe	Gebackener Kabeljau mit mediterraner Salsa
13	Kokosmehl-Waffeln	Thunfischsalat mit Olivenöl und Dill	Auberginen- und Zucchini-Gratin
14	Gebackene Eier mit Champignons und Grünkohl	Buddha Bowl mit geröstetem Gemüse	Truthahn-Fleischbällchen mit Spaghetti-Kürbis
15	Tofu-Rührei mit Spinat	Glutenfreie Falafel mit Gurkensauce	Gebratener Thunfisch mit Gurkensalat
16	Süßkartoffel-Frühstücks-Hash	Truthahn- und Süßkartoffel-Wraps	Gegrilltes Zitronen-Knoblauch-Huhn
17	Fluffige Mandelmehl-Pfannkuchen	Gegrillter Hühnchensalat	Gebackener Lachs mit Spargel
18	Kokosmilch-Smoothie	Zucchininudeln mit Pesto	Hähnchenpfanne mit Paprika
19	Ei-Muffins	Gegrillter Lachs mit Avocado-Salsa	Garnelen-Scampi mit Zucchininudeln
20	Glutenfreie Bananen-Nuss-Muffins	Truthahn- und Süßkartoffel-Wraps	Gefüllte Paprika mit Hackfleisch
21	Zermatschter Avocado-Toast	Kichererbsensalat mit Tahini	Glutenfreie Rindfleisch-Tacos
22	Overnight-Oats mit Beeren	Blumenkohlreis-Pfanne	Pesto-Hähnchen mit Gemüse
23	Smoothie-Bowl mit Zimtgewürz	Glutenfreies Truthahn-Sandwich	Süßkartoffel- und Schwarze-Bohnen-Enchiladas
24	Quinoa-Porridge mit Äpfeln	Gegrillte Aubergine mit Quinoa	Kräuterkruste-Kabeljau mit Süßkartoffel-Pommes
25	Zucchini- und Karotten-Fritter	Spinat- und Pilz-Frittata	Glutenfreies Hähnchen-Parmesan
26	Herzhafte Quinoa-Frühstücksschale	Gemüse-Quinoa-Bowl	Truthahn-Fleischbällchen mit Spaghetti-Kürbis
27	Griechischer Joghurt mit Granola	Hühnchensalat mit Cranberries	Kokosnuss-Curry mit Hähnchen
28	Shakshuka	Linsen- und Grünkohlsuppe	Gebackener Kabeljau mit mediterraner Salsa
29	Kokosmehl-Waffeln	Thunfischsalat mit Olivenöl und Dill	Auberginen- und Zucchini-Gratin
30	Gebackene Eier mit Champignons und Grünkohl	Buddha Bowl mit geröstetem Gemüse	Gebratener Thunfisch mit Gurkensalat

Einkaufsliste: Woche 1 (Tage 1-7)
Proteine:

- 4 Hähnchenbrustfilets ohne Haut
- 500 g Putenhackfleisch
- 2 Lachsfilets
- 1 Dutzend Eier
- Puten-Bacon
- 500 g Garnelen
- 1 Packung fester Tofu (falls verträglich)

Gemüse & Obst:

- 2 Süßkartoffeln
- 1 Bund Spinat
- 1 Bund Grünkohl
- 1 Zucchini
- 1 Kopf Blumenkohl
- 1 Kopf Brokkoli
- 1 Gurke
- 1 Bund Spargel
- 4 Avocados
- 1 Schale Blaubeeren
- 4 Äpfel
- 1 Bund Bananen
- 1 Zitrone
- 1 Limette

Vorrat & Grundzutaten:

- Mandelmehl
- Kokosmehl
- Glutenfreie Haferflocken
- Chiasamen
- Quinoa
- Kokosmilch (ungesüßt)
- Mandelmilch (ungesüßt)
- Olivenöl
- Avocadoöl
- Kokosöl
- Honig
- Ahornsirup (rein)
- Apfelessig
- Kokos-Aminos
- Mandelmus
- Dijon-Senf
- Gemahlener Zimt
- Gemahlene Kurkuma
- Gemahlener Paprika

Snacks:

- Mandeln
- Walnüsse
- Dunkle Schokolade (70 % oder höher, glutenfrei)

- Glutenfreie Cracker
- Frischer Hummus

Einkaufsliste: Woche 2 (Tage 8-14)
Proteine:

- 2 Hähnchenbrustfilets ohne Haut
- 500 g Rinderhackfleisch
- 2 Kabeljaufilets
- 1 Packung glutenfreie Putenwurst
- 1 Dutzend Eier
- 1 Packung fester Tofu (falls verträglich)
- 500 g Lammkoteletts

Gemüse & Obst:

- 3 Zucchini
- 1 Kopf Blumenkohl
- 1 Bund Spinat
- 1 Schale Kirschtomaten
- 2 Süßkartoffeln
- 1 Bund Spargel
- 1 Gurke
- 2 Avocados
- 1 Schale Erdbeeren
- 4 Äpfel
- 1 Bund Bananen
- 1 Zitrone
- 1 Limette
- 1 Bund Koriander

Vorrat & Grundzutaten:

- Kokosmehl
- Mandelmehl
- Glutenfreie Semmelbrösel
- Chiasamen
- Quinoa
- Olivenöl
- Kokosöl
- Apfelessig
- Dijon-Senf
- Tahini
- Kokos-Aminos
- Mandelmus
- Gemahlener Kreuzkümmel
- Geräucherte Paprika
- Nährhefe

Snacks:

- Geröstete Kürbiskerne
- Mandelmus
- Glutenfreies Granola
- Milchfreier Joghurt
- Frischer Hummus

Einkaufsliste: Woche 3 (Tage 15-21)

Proteine:

- 4 Hähnchenbrustfilets ohne Haut
- 2 Lachsfilets
- 500 g Putenhackfleisch
- 500 g Garnelen
- 1 Dutzend Eier
- 1 Packung fester Tofu (falls verträglich)
- 1 Packung glutenfreie Putenwurst

Gemüse & Obst:

- 2 Süßkartoffeln
- 1 Bund Spinat
- 1 Kopf Brokkoli
- 1 Kopf Blumenkohl
- 1 Schale Kirschtomaten
- 2 Paprika
- 2 Avocados
- 1 Bund Grünkohl
- 1 Schale Blaubeeren
- 4 Äpfel
- 1 Bund Bananen
- 1 Zitrone
- 1 Limette

Vorrat & Grundzutaten:

- Mandelmehl
- Kokosmehl
- Glutenfreie Haferflocken
- Chiasamen
- Quinoa
- Kokosmilch (ungesüßt)
- Olivenöl
- Avocadoöl
- Kokosöl
- Apfelessig
- Dijon-Senf
- Gemahlener Zimt
- Gemahlene Kurkuma
- Gemahlener Paprika

Snacks:

- Mandelmus
- Walnüsse
- Dunkle Schokolade (70 % oder höher, glutenfrei)
- Glutenfreies Granola
- Frischer Hummus

Einkaufsliste: Woche 4 (Tage 22-30)

Proteine:

- 2 Hähnchenbrustfilets ohne Haut
- 500 g Rinderhackfleisch
- 2 Kabeljaufilets
- 500 g Lammkoteletts
- 500 g Garnelen
- 1 Dutzend Eier
- 1 Packung glutenfreie Putenwurst

Gemüse & Obst:

- 2 Süßkartoffeln
- 2 Paprika
- 1 Kopf Brokkoli
- 1 Kopf Blumenkohl
- 1 Bund Spinat
- 1 Bund Grünkohl
- 2 Avocados
- 1 Schale Erdbeeren
- 4 Äpfel
- 1 Bund Bananen
- 1 Zitrone
- 1 Limette
- 1 Bund Koriander

Vorrat & Grundzutaten:

- Mandelmehl
- Kokosmehl
- Glutenfreie Haferflocken
- Quinoa
- Olivenöl
- Kokosöl
- Mandelmilch (ungesüßt)
- Apfelessig
- Kokos-Aminos
- Mandelmus
- Gemahlener Kreuzkümmel
- Geräucherte Paprika
- Nährhefe

Snacks:

- Geröstete Mandeln
- Glutenfreie Cracker
- Milchfreier Joghurt
- Dunkle Schokolade (70 % oder höher, glutenfrei)

Ich würde mich über Ihr Feedback freuen!

Ich hoffe, dass *Das Hashimoto-Thyreoiditis-Kochbuch: Glutenfreie & Sojafreie 30-Minuten-Rezepte* Ihnen auf Ihrem Weg zu besserer Gesundheit hilfreich war! Ihr Feedback ist für mich von unschätzbarem Wert. Es hilft nicht nur anderen, die Vorteile dieses Buches zu entdecken, sondern gibt mir auch wertvolle Einblicke, um weiterhin hilfreiche Inhalte zu erstellen und zu verbessern.

Wenn Sie sich einen Moment Zeit nehmen könnten, eine Rezension auf Amazon zu hinterlassen, würde mir das sehr viel bedeuten. Ihre Unterstützung macht einen echten Unterschied! Scannen Sie einfach den QR-Code auf dieser Seite, um Ihre Meinung zu teilen.

Vielen Dank, dass Sie Teil dieser Reise sind und dazu beitragen, dieses Kochbuch noch besser zu machen!

Abschluss

Herzlichen Glückwunsch zu den ersten Schritten, Ihre Hashimoto-Thyreoiditis besser durch Ernährung und eine bewusste Lebensweise zu managen. Ich hoffe, *Das Hashimoto-Thyreoiditis-Kochbuch: Glutenfreie & Sojafreie 30-Minuten-Rezepte* hat Ihnen die Werkzeuge und Inspiration gegeben, die Sie brauchen, um köstliche, ausgewogene Mahlzeiten zu kreieren, die Ihre Schilddrüsengesundheit unterstützen.

Indem Sie sich auf vollwertige, nährstoffreiche Zutaten konzentrieren, die frei von Gluten und Soja sind, reduzieren Sie nicht nur Entzündungen und unterstützen Ihre Schilddrüse, sondern nähren auch Ihren gesamten Körper. Sie haben gelernt, wie Sie eine Vielzahl von Aromen und Lebensmitteln in Ihre tägliche Routine integrieren können, um eine schilddrüsenfreundliche Ernährung beizubehalten, ohne sich eingeschränkt zu fühlen.

Wie bei jeder Gesundheitsreise wird es Höhen und Tiefen geben. Wichtig ist jedoch, dass Sie konsequent bleiben und auf Ihren Körper hören. Die Rezepte und Tipps in diesem Buch sollen Ihnen Flexibilität bieten und es Ihnen ermöglichen, den Plan an Ihre individuellen Bedürfnisse und Vorlieben anzupassen. Egal, ob Sie für stressige Tage vorkochen oder neue Geschmacksrichtungen in der Küche ausprobieren – denken Sie daran, dass jede kleine Veränderung Sie näher zu einer besseren Gesundheit bringt.

Das Management von Hashimoto ist nicht nur eine Frage der Ernährung, sondern auch ein Lebensstil, der zu Ihnen passt. Neben der Ernährung sind auch Stressmanagement, regelmäßige Bewegung und erholsamer Schlaf entscheidend für Ihr allgemeines Wohlbefinden. Ihre Gesundheitsreise ist ein kontinuierlicher Prozess, und jede positive Entscheidung, die Sie treffen, ist ein Schritt in die richtige Richtung.

Vielen Dank, dass Sie mich Teil Ihrer Reise sein lassen. Ich hoffe wirklich, dass dieses Buch Ihren Weg zur Gesundheit ein wenig klarer gemacht hat, und ich ermutige Sie, weiterhin neue Rezepte zu entdecken und auszuprobieren, die Ihrem Körper guttun.

Ich würde mich freuen, zu hören, wie Ihnen die Rezepte und Ernährungspläne geholfen haben. Ihr Feedback inspiriert mich nicht nur, sondern hilft auch anderen, den Weg zu einer besseren Schilddrüsengesundheit zu finden.

Ich wünsche Ihnen Gesundheit und Erfolg auf Ihrer Hashimoto-Reise. Denken Sie daran: Sie haben die Kontrolle über Ihre Gesundheit, und jeder Schritt, den Sie gehen, ist ein Grund zum Feiern.

Rezeptindex

Umrechnungstabelle

Volumenumrechnungen

Volumen	Metrisch (Milliliter)	Imperial (Teelöffel/Esslöffel/Tassen)	US-Maßeinheiten (Teelöffel/Esslöffel/Tassen)
1 Teelöffel (TL)	5 ml	1/6 TL / 1/48 Tasse	1/3 TL / 1/48 Tasse
1 Esslöffel (EL)	15 ml	1/2 EL / 1/16 Tasse	1 EL / 1/16 Tasse
1 Flüssigunze (fl oz)	29,57 ml	2 EL / 1/8 Tasse	2 EL / 1/8 Tasse
1 Tasse (Cup)	240 ml	48 TL / 16 EL / 1 Tasse	48 TL / 16 EL / 1 Tasse
1 Pint (pt)	473,18 ml	-	96 TL / 32 EL / 2 Tassen
1 Quart (qt)	946,36 ml	-	192 TL / 64 EL / 4 Tassen
1 Gallone (gal)	3.785,41 ml	-	768 TL / 256 EL / 16 Tassen

Trockengewicht-Umrechnungen

Gewicht	Metrisch (Gramm)	Imperial (Unzen/Pfund)	US-Maßeinheiten (Unzen/Pfund)
1 Unze (oz)	28,35 g	1/16 oz / 1/128 lb	1/16 oz / 1/128 lb
1 Pfund (lb)	453,59 g	16 oz / 1 lb	16 oz / 1 lb
1 Kilogramm (kg)	2.204,62 g	-	-

Temperatur-Umrechnungen

Temperatur	Celsius (°C)	Fahrenheit (°F)
Celsius zu Fahrenheit	-	$(°C \times 9/5) + 32$
Fahrenheit zu Celsius	-	$(°F - 32) \times 5/9$

Umrechnung gebräuchlicher Zutaten

Zutat	Maßeinheiten
1 Stück Butter	1/2 Tasse oder 8 EL
1 mittelgroßes Ei	Ca. 1/4 Tasse
1 mittelgroße Zwiebel	Ca. 1 Tasse, wenn gehackt
1 Knoblauchzehe	Ca. 1/2 bis 1 TL gehackter Knoblauch
1 Zitrone	Ca. 2-3 EL Saft